U0317648

健康上海绿皮书

（2020-2021）

王玉梅　杨雄　主编

上海人民出版社

健康上海绿皮书编委会

顾　问

赵丹丹　徐　徕

主　编

王玉梅　杨　雄

副主编

孙　洁

委　员

（按姓氏笔画排序）

方秉华　王　彤　林　兰　赵燕君　顾丽英
傅大煦　崔元起　虞　震　熊世伟

目　录

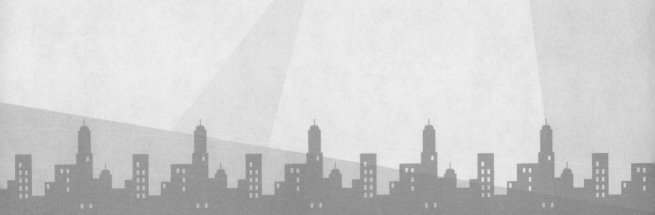

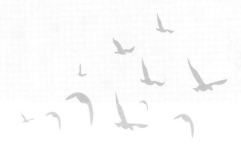

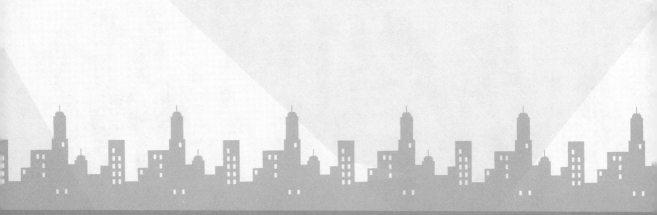

前 言

2020 年是不平凡的一年，新冠肺炎疫情给人类生活带来了巨大变化。在新冠肺炎疫情防控中，健康上海行动发挥了重要作用。特别是上海发挥群防群控机制作用，大力开展爱国卫生运动，广泛开展健康科普、倡导健康生活行为，助力打赢疫情防控攻坚战。

为了更好地推动健康上海建设，需要系统地观测健康上海建设的现状和趋势，客观评价健康上海建设水平，及时发现问题与瓶颈，总结经验和规律，上海社会科学院健康经济与城市发展研究中心每年组织编写《健康上海绿皮书》。《健康上海绿皮书（2020—2021）》延续了以往的基本架构，全书紧紧围绕《健康上海行动》的中心工作，聚焦健康上海"普及健康生活、优化健康服务、完善健康保障、建设健康环境、发展健康产业"五大战略举措，通过总报告与分报告相结合的方式，力求以翔实的数据、客观的分析，深入探讨健康上海建设并提出有针对性的政策建议。

总报告板块中，《健康上海行动开展综合评价研究》对近两年健康上海建设的现状与进展进行了综合评估，构建了符合超大城市特点与发展定位的健康影响评估机制与评估体系，对健康上海行动重点任务的完成情况、各区健康上海行动的实践情况进行了综合研判。《上海市健康素养调查报告》立足于每年惯常的调查监测结果，围绕"健康素养水平"这一核心指标开展深入研究，为健康促进工作提供理论依据和数据支撑。分报告立足于健康生活、健康服务、健康保障、健康环境、健康产业五大领域，从细处出发，深入剖析健康上海建设的各个领域进展。案例部分总结了健康上海行动首批 40 个项目的实践情况，以及医工交叉领域创新的前沿动态。

本书在研究和编撰过程中，得到了上海市卫生健康委员会、上海市市场监督管理局、上海市健康促进中心、上海市生物医药产业促进中心、上海市食品药品安全研究中心等单位的支持和帮助，在此一并表示感谢。

上海社会科学院健康经济与城市发展研究中心

2021 年 3 月

总报告

"健康上海"行动开展综合评价研究

邹　琳　林　兰*

一、"健康上海"行动开展的背景

人民健康是民族昌盛和国家富强的重要标志，是上海建设具有世界影响力的社会主义现代化国际大都市的重要内涵。作为全球健康的样板城市，上海致力于建设亚洲医学中心城市、具有全球影响力的健康科技创新中心，持续推进医改，率先推进实施了健康城市建设、环境保护、全民健身等健康行动计划，人民健康水平不断提高。截至 2018 年底，全市居民平均期望寿命 83.63 岁，婴儿死亡率 2.06‰，孕产妇死亡率 1.10/10 万，5 岁以下儿童死亡率 2.67‰，主要健康指标达到全球发达国家和地区领先水平，为上海建设国际经济、金融、贸易、航运和科技创新中心奠定了扎实的健康基础。

当前，上海卫生健康事业发展还面临一些挑战：

首先，人口老龄化问题突出。上海是全国最早进入人口老龄化发展阶段的城市之一，根据 1982 年"维也纳老龄问题世界大会"的认定标准，如果一个地区 60 岁及以上老年人口占总人口的比例超过 10%，就意味着这个

* 邹琳系上海工程技术大学管理学院教师；林兰系上海社会科学院城市与人口发展研究所科研人员。

国家或地区进入了人口严重老龄化发展阶段。2018—2019 年，上海 60 岁及以上老年人口占总人口比重由 14.2% 增至 15.0%，人口老龄化凸显，且呈逐年上升趋势。其次，人口慢性病问题普遍存在。随着城市工业化、城镇化、人口老龄化进程加快，上海心脑血管疾病、癌症、慢性呼吸系统疾病、糖尿病等慢性病引发的死亡人数已占总死亡人数的 88%，慢性病已成为居民主要死因，导致慢病负担占疾病总负担 70% 以上。如何通过增加人口遗传、环境、社会行为和健康服务的供给，使慢性病增长放缓，是"健康上海"行动急需解决的问题之一。再次，健康卫生发展环境亟待改善。表现为健康教育与促进服务体系尚不健全，市民健康素养和健康生活方式待进一步提高和普及；医防融合不紧密，生物医药产业发展水平有待提高，健康环境治理有待增强，健康融入所有政策的体制机制尚不完善等。

因此，研究构建符合超大城市特点与发展定位的健康影响评估机制与评估体系，将有助于上海深度参与全球健康治理，应对人类健康挑战，对上海作为全球现代化大都市探索更加成熟、完善的健康影响评估体系，探索卫生健康事业的"中国道路"将产生良好的示范引领效应。

二、各区"健康上海"行动开展条件分析（见表 1）

表 1　各区"健康上海"行动开展条件评价

	健康产业	健康服务	健康环境
黄浦区	1. 医疗资源方面：上海医药医疗资源为密集的城区之一，集聚了瑞金、九院等 4 家三级医疗机构、14 家二级医疗机构、10 家社区卫生服务中心、2 家老年护理医院。	1. 医疗健康服务方面：以瑞金医院为支撑，在肿瘤、糖尿病及代谢性疾病、心血管疾病等方面具有专业医疗健康服务优势。	1. 健康基础设施方面：公共体育体系完备，大型体育场馆、社区市民健身、楼宇市民健身、市民健身步道、社区健身点设施完善；社会经营性体育场所众多，人均可利用体育场地面积（0.72 平方米）位列中心城区首位。

（续表）

	健康产业	健康服务	健康环境
黄浦区	2. 医药研发方面：CRO、SMO 组织发达。汇集百济神州、安进生物、赛升生物等生物医药研发企业，康德弘翼、津石医药、百利佳生等著名企业。 3. 药品流通环节：医药流通总部企业众多，以国药、上药、大冢等为代表；2019 年，黄浦区医疗健康服务业企业营收达占全市 13%。 4. 体育产业方面：发展水平处于全市绝对领先地位，每平方公里体育产业总值 48574.14 万元（全市平均 1435.43 万元）；每万人体育产业总值 15145.18 万元（全市平均 3761.34 万元）。	2. 医疗配套服务方面：以瑞金医院国家级转化中心为核心，借助临床试验平台、百万人生物样本库平台、大数据平台三大平台，在转化平台配套、医疗大数据服务和专利服务方面具绝对优势。 3. 公共体育服务方面：建有 1 个区级市民体质监测指导中心、1 个区级学生体质健康监测中心、10 个智慧健康驿站，社区市民体质监测实现 10 个街道全覆盖。	2. 健康社会组织方面：体育社会组织发展状况良好，全区 10 个街道实现社区体育俱乐部、体育指导员社区指导站全覆盖；各类健身团队覆盖社区、学校、楼宇、园区，健身项目丰富多彩、形式多样。
徐汇区	1. 医疗资源方面：作为上海市核心城区之一，拥有丰富的医疗资源，全区设有三级医院 12 家，二级医院 13 家。 2. 生命健康产业园区方面：全国重要的生命健康产业集聚区。枫林园区拥有枫林国际大厦、聚科生物园、徐汇软件园和普天信息产业园等空间载体，用以支持大健康产业的集聚。 3. 医药研发方面：上海医药临床研究中心、国家中医临床研究基地；强生、默沙东、昆泰、海正辉瑞等一批世界 500 强企业的研发中心落户徐汇。 4. 体育产业方面：建有上海首家国家体育产业示范基地；举办多项具有世界影响力和市场价值的重大赛事，上海国际马拉松赛、斯诺克大师赛、城市定向户外挑战赛等。	1. 医疗服务方面：现有三甲医院总部或分院 12 家，在中西医结合治疗各种肿瘤（龙华医院）、心血管病专科（中山医院）方面具有特色优势。 2. 智慧体育服务方面：依托"两张网"建设，运用人工智能、5G、物联网等技术，推进"互联网＋健身"，建立包括场馆预订、健身数据库、安全监测等模块的信息系统，推出健身指导、咨询发布、参赛报名、体育消费等综合性服务功能，构建智慧体育公共服务体系。 3. 心理健康服务方面：建设有上海市精神卫生中心。	1. 健康基础设施方面：社区公共运动场、社区健身房、健康步道、游泳场馆数量众多，场所健身形式多样。 2. 全民健身方面：依托社会体育组织、单项体育协会、体育企业等赛事承办多项区级和市级全民健身体育赛事，为全民健身营造良好氛围。 3. 体育赛事方面：上海国际马拉松赛、斯诺克大师赛、城市定向户外挑战赛等国际赛事已发展成为徐汇区品牌国际赛事。

（续表）

	健康产业	健康服务	健康环境
长宁区	1. 医疗资源方面：武警上海总队医院、中国人民解放军第四五五医院、上海市皮肤病性病医院、同仁医院。 2. 生物医药产业方面：基于大数据及互联网产业，构建覆盖医疗、公共卫生、家庭医生签约、药品供应保障、医保结算、医学教育和科普、人工智能应用七个方面的"互联网＋医疗健康"新业态。 3. 体育产业方面：在上海各区中私教工作室密度最高，同时设有长三角体育产业发展交流中心。	1. 健康管理方面：以视觉健康管理为特色，拥有上海市视觉健康中心长宁研究创新中心及眼传染病病原检测实验室、公共卫生视觉健康管理PI团队等核心资源。 2. 医疗服务系统方面：通过3T-NET网络进行对接，将全区四大类系统进行整合，包括PACS、RIS、HIS、LIS的系统，CHSS健康档案，TIS系统，以及社区卫生信息系统，还有诊疗机构监督管理信息系统，疾病预防控制监督监测信息系统，公共卫生监督管理综合信息系统。 3. 卫生管理信息服务方面：构建有覆盖应急指挥、双向转诊、科研、GIS展示信息系统、综合数据调阅、财务监管以及实时监控的卫生管理信息系统。 4. 养老服务方面：构建有"街镇综合服务圈——社区服务区——居民服务圈——邻里互助圈——居家生活区"五级社区为老服务设施网络。	1. 基础设施方面：体育设施体系完备，覆盖有市级公共运动场馆、社区级公共运动场、市级和区级市民健身房、市级和区级健身步道及市民益智健身点。 2. 健康社会组织方面：市民益智健身活动发展较好，社区15分钟体育生活圈建设为市民健身提供极大便利。
静安区	1. 医疗资源方面：医疗资源丰富，医疗卫生机构体量庞大，拥有华山医院、华东医院、第十人民医院、第一妇婴保健院、市中医医院等著名三级甲等医院，且具有强大的平台带动效应。	1. 医疗服务方面：以华山医院、华东医院、第一妇幼保健院为核心，在神经疾病、妇幼保健、老年疾病防治方面具有突出优势。	1. 基础设施方面：受区情制约，静安区公共体育运动场地面积较少，2020年人均体育场面积仅为0.68平方米。

（续表）

	健康产业	健康服务	健康环境
静安区	2. 生物医药企业方面：是跨国医药公司地区总部的首选地，其中包括辉瑞、百时美施贵宝、赛诺菲、武田、阿斯利康、礼来等。 3. 生物医药产业配套方面：作为上海市唯一的国家服务业综合改革试点区，具备全现代服务业体系，拥有艾意凯LEK、SAP、维我软件、美谛达信息、万达信息等专业服务机构，产业配套齐全。	2. 智能化医疗服务方面：拥有上海市唯一一个大数据产业基地，依托大数据、人工智能、区块链，引导支持企业拓展"互联网＋医疗"的新模式，医疗创新活跃，卫宁互联网、全景医疗、翼依科技、热像科技等纷纷落户。 3. 智慧体育设施方面：启动"共享市民球场"管理模式，通过智能闸机、监控、语音广播等设备实现公共运动场的线上智能化远程管理，提升公共体育设施的精细化管理水平。	2. 体育赛事方面：建设有国际国内专业赛事、市级和区级品牌赛事、街镇社区特色活动三级体育赛事活动体系。
普陀区	1. 医疗资源方面：与其他中心城区相比医疗资源相对匮乏，全区仅有1家三甲医院。 2. 体育休闲业方面：初步形成了"苏州河城市龙舟赛"与"上海国际10公里精英赛"的赛事效应，体育旅游业和体育休闲业发展较好。	体育信息服务方面：构建了覆盖市民体质监测、场馆预订、健身指导、运动教学及社区互动的循环服务系统，提供"全过程跟踪"的健身服务。	体育赛事方面：建设有国际精品体育赛事、市级业余联赛、区级赛事、社区"一街一品"健身项目四级赛事活动体系。
虹口区	1. 医疗资源方面：相比其他主城区，医疗资源相对匮乏，全区仅有3家三级医院，14家二级医院。 2. 生物医药产业方面：海虹实业（医药商业流通）、太安堂（中医药研发）。 3. 体育产业方面：以虹口足球场为中心的市级体育产业集聚区、北外滩水岸运动休闲带以及叠加体育要素的特色产业园区。	1. 疾病防治方面：以市一院和411医院为依托，在心血管内科方面具有较强优势；以岳阳医院为依托，在中西医结合治疗方面有较为明显优势。 2. 体育服务方面：设有体育总会、单项体育协会、社区体育俱乐部、社会体育指导员社区指导站、健身气功推广站点等多种体育社会服务组织。	1. 体育设施方面：构建有区属体育场馆、益智健身苑点、社区公共运动场、市民健身步道等公共运动场所。 2. 体育赛事方面：路跑赛"易跑"、国际垂直登高大奖赛、"斯蒂卡杯"全国乒乓球巡回赛、七夕情侣跑等品牌赛事。

（续表）

	健康产业	健康服务	健康环境
杨浦区	1. 医药研发方面：同济大学、复旦大学、第二军医大学等高校资源丰富，为医药研发提供有力支撑。 2. 医疗资源方面：高水平医疗资源表现一般，全区设有三级医院5家；但中等水平医疗资源较为丰富，全区二级医院16家。 3. 医疗产业发展平台：多方联合搭建"智慧医疗产业未来创造营"，为"智慧医疗"企业发展提供所需的人脉、资源、知识和远见。 4. 体育产业方面：入选国家首批体育消费试点城市。	1. 疾病防治方面：在心血管疾病（新华医院）、肺病（同济大学附属肺科医院）、肝病（上海东方肝胆医院）防治方面较有优势。 2. 体质健康监测方面：依托殷行社区市民建设中心跟踪70岁以上老年人体质数据，率先建立全人群体质数据模块。	1. 体育设施方面：控江路街道市民智慧健身（健康）中心规划有传统的中青年健身区域和老年人运动健康促进平台，是上海首家服务全人群社区市民健身中心。城市社区15分钟体育生活圈覆盖率达到100%。 2. 公共休闲设施：建有国家级森林公园——共青国家森林公园。
闵行区	1. 医药研发方面：坐拥上海交通大学、华东师范大学两所部属高校的科研资源与人才储备，发挥产学研创新资源集聚。 2. 医疗健康产业基地方面：临港浦江国际生命健康城、国际医疗服务基地、上海智能医疗创新基地、闵行经济技术开发区、紫竹高新区、莘庄工业区。 3. 生物医药方面：生物制品、药物制剂、医疗器械、动物疫苗方面具有优势。	1. 心理健康服务方面：上海市精神卫生中心。 2. 健康服务体系平台方面：与复旦大学公共卫生学院联合成立康联体平台，为居民提供全生命周期的卫生与健康服务。	1. 公园绿地设施：闵行滨江湿地公园、浦江森林公园。 2. 体育赛事方面：马桥国际半程马拉松赛、新民晚报"红双喜杯"迎新春乒乓球公开赛等品牌赛事。 3. 体育设施方面：建设有市民健身步道、市民健身中心，公共运动场，市民益智健身苑点等多种类型公共运动场所。
奉贤区	1. 产业集聚区方面：依托奉贤经济开发区生物科技园区，打造以化妆品生产和生物科技产业为核心的"东方美谷"。 2. 生物医药公司方面：上海莱士、上海铭源数康生物芯片、上海海利生物医药、上海本庄生物科技、赛可赛斯药业等。	1. 医疗服务方面：医疗储备人才较少，每千常住人口执业（助理）医师数仅为2.07，千人口注册护士数仅2.08。	1. 公园绿地设施：上海海湾国家森林公园，占地15983.5亩，是上海市占地面积最大的国家级森林公园。 2. 建成区绿化方面：建成区绿化覆盖率达到44%，处于全市领先水平。

	健康产业	健康服务	健康环境
奉贤区	3. 生物制品方面：药物制剂、生物制品和血液制品，以及疫苗诊断试剂和医疗仪器设备等领域。	2. 健康监测服务方面：构建有区级市民体质监测中心、镇级国民体质监测站，面向基层、功能多元的区、镇级国民体质监测网络体系。	3. 体育赛事方面：利用互联网技术举办"线上广播操""线上太极拳"等AI挑战赛，赛事举办形式丰富多样。
金山区	1. 医疗资源方面：医疗资源相对匮乏，全区仅设有1家三甲医院。 2. 生物医药园区方面：国家生物医药产业基地、国家科技兴茂创新基地、金山医疗器械服务产业园。 3. 生物医药产业方面：原料药、生物制剂、医药中间体、药用辅料、CMO、第三方肿瘤分子研究等方面表现突出。	1. 健康监测服务方面：建设有1家市级市民体质监测指导中心、6家镇级体质监测服务队、1家镇级体质监测站。 2. 金山区的生命健康产业园区被命名为"国家科技兴茂创新基地"。	体育设施方面：区内设有市民健身房、健身步道、社区公共运动场、农民体育健身场所等多种形式，针对不同人群的公共运动场所，人均体育场地面积较大，达到3.06平方米。
浦东新区	1. 生物医药园区方面：具有重量级生物医药研发与生产基地——张江生物医药基地、上海国际医学园区。 2. 医疗器械方面：占据医疗器械产品高端研发环节，是上海市最重要的医疗器械产业集聚地。 3. 医药研发方面：以中科院药物研究所、复旦大学等研究所及高校资源为依托，张江生物医药基地为重要空间载体，在国内生物医药领域研发机构最多、创新实力最强、创新成果最为丰富。	1. 公共卫生服务方面：采用大数据、云计算、人工智能等现代化技术，对公共卫生进行精准监管。 2. 国民体质监测方面：国家级国民体质监测数据采集点之一。 3. 健身技能培训方面：开设有跆拳道、游泳、瑜伽、篮球、太极拳等36个体育项目的免费培训班。 4. 青少年体育方面：第一少年儿童体育学校、上海吉祥足球运动俱乐部等。	1. 体育赛事方面：举办有上海国际半程马拉松、上海环球马术冠军赛、国际箭联射箭世界杯、KHL大陆冰球联赛等国际国内重大赛事。 2. 体育设施方面：建设有百姓健身步道、百姓健身房、百姓游泳池、社区公共运动场、智慧化市民多功能球场、区级体育场馆等多种形式的公共体育活动场所，"15分钟体育服务圈"基本建成。
崇明区	1. 健康产业方面：国际健康旅游集散地、康养圣地、养老产业。	1. 医疗服务方面：医疗人才相对匮乏，全区每千常住人口执业（助理）医师数仅为2.03，高端医疗设施建设尚不完全。	1. 体育基础设施方面：2019年人均体育场地面积为6.07平方米，位居全市第一。

	健康产业	健康服务	健康环境
崇明区	2. 医疗资源方面：新华医院崇明分院、上海市第十人民医院崇明分院、崇明县传染病医院、崇明县第三人民医院等。	2. 疾病防治方面：以新华医院崇明分院、上海市第十人民医院崇明分院为依托，在慢性病及老年病调养方面具有优势。 3. 养老服务体系方面：建设有覆盖养老机构、长者照护之家、助餐服务点、日夜照护中心、社区为老服务组织、综合为老服务中心、护理站、护理院多层次、多侧重点的全方位养老服务体系。	2. 养老设施方面：全区设有养老机构52家，核定养老床位8181床。
嘉定区	1. 医疗资源方面：全区尚无三级医院。 2. 产业园区方面：以细胞科技和肿瘤治疗为主的安亭健康服务特色集聚区，以精准预防、精准诊断、精准治疗为主的南翔健康服务特色集聚区，以中医药产业为特色的嘉定新城健康服务特色集聚区和以生物医药行业为特色的嘉定工业区健康服务特色集聚区。	1. 医疗服务方面：瑞北-嘉定医联体、仁济-嘉定医联体、东肝-嘉定医联体、上海市中医医院-嘉定区中医联合体。 2. 社区卫生服务方面：安亭镇、嘉定镇街道、马陆镇社区卫生服务中心相继成为同济大学医学院附属社区卫生服务中心和上海健康医学院附属社区卫生服务中心。	1. 体育基础设施方面：设有体育场、市民健身中心、市民体育公园、市民球场、市民健身房、运动健身指导站等多种类型公共运动场所，人均体育场地面积达到4.64，处于全市较高水平。 2. 体育赛事方面：上海F1赛事、"上海杯"象棋大师世界公开赛等品牌赛事活动。2019年举办23场国际国内体育赛事，仅次于浦东新区（27场），具有丰富的赛事举办经验。
松江区	1. 医疗资源方面：上海市第一人民医院松江院区。 2. 生物医药园区方面：临港松江科技城生命健康产业园、九亭生命健康科技园，主要聚焦创新药物研发、高端医疗器械、人工智能在医疗中的应用等领域。 3. 生物医药产业方面：生物制药领域的复宏汉霖、修正药业；生物制品领域的坦泰生物、万力华；医疗器械领域的易固医疗；医用材料领域的昊海生物。	1. 医疗服务方面：医疗人才匮乏，每千常住人口执业（助理）医师数仅为1.82，处于全市最低水平。 2. 体质监测方面：国家级国民体质监测数据采集点之一。	1. 体育赛事方面：汇丰冠军赛、元旦佘山登高节、龙舟赛、天马论驾等品牌体育赛事。 2. 体育设施方面：设有高尔夫球场、国际冰球馆、大学城中心体育馆、天马山赛车场等先进体育场馆和设施资源。

（续表）

	健康产业	健康服务	健康环境
青浦区	1. 产业基地方面：青浦工业园。 2. 生物医药方面：在现代中药、药物制剂、保健皮囊、医药包装材料领域有较明显优势。 3. 医疗资源方面：复旦大学附属中山医院青浦分院、青浦区中医医院、青浦区朱家角人民医院等。 4. 绿色食品产业方面：青西郊野公园大莲湖生态养殖试点，自在青西、泖峰、静逸等一批专业稻米龙头企业坐落。	1. 医疗服务方面：以青浦区中医医院为支撑在针灸科、肝胆专病等方面具有优势；以中山医院青浦分院为支撑，在外壳肝胆胰腺学组、产科、泌尿外科、心内科等方面有优势。 2. 智慧医疗方面：长三角（上海）智慧互联网医院。 3. 急救方面：设有重固、朱家角、赵巷、白鹤、国家会展中心五个急救分站。	1. 体育赛事方面："环意 RideLikeAPro"赛事、上海世界华人龙舟邀请赛、国际青少年足球邀请赛等国际赛事。 2. 体育设施方面：市民益智健身苑点、市民健身步道、市民球场等类型公共运动场所。
宝山区	1. 产业基地方面：宝山区医疗器械创新与转化中心、国盛生物医药产业园。 2. 生物医药企业方面：上药超级工厂、复星、国药。 3. 医疗资源方面：仁济医院宝山分院、中山医院吴淞医院、曙光医院宝山分院。	医疗服务方面：依托曙光医院宝山分院，在中医预防保健、骨质疏松、健康管理等方面具有优势；依托仁济医院宝山分院，在外科、神经内科、肾内科疾病治疗方面具有优势。	1. 公共休闲设施：吴淞炮台湾湿地森林公园、临江公园。 2. 体育赛事方面：ONE冠军赛、"战 FUN·宝山"等品牌体育赛事。

三、"健康上海"行动评价体系完成情况评价

《"健康上海"行动（2019—2030）》是中国首个省级中长期健康行动方案，共形成 18 个重大专项行动、100 条举措、40 项考核指标，指标体系设定了 2022 年和 2030 年预期目标。本报告基于上海市各区卫生健康委、区体育局、区生态环境局、区绿化市容局、区市场监管局、区人社局、区教育局等多家单位的调研数据，借鉴 WHO 欧洲健康城市建设指标体系与中国《全国健康城市评价指标体系》板块划分方法，考虑指标数据完整性与可比较性，分别对照 2022 年与 2030 年的目标要求，对包括健康人口、健康服务、

11

健康社会、健康产业、健康环境 5 个板块共计 35 项指标的完成情况进行综合评价与比较分析。

（一）"健康上海"行动的整体格局

对健康人口、健康服务、健康社会、健康产业、健康环境 5 个板块按中心城区（黄浦、徐汇、长宁、静安、普陀、虹口、杨浦）、近郊区（闵行、宝山、嘉定、浦东）和远郊区（青浦、松江、金山、奉贤、崇明）进行 35 项指标完成情况计算，对比 2022 年、2030 年目标，得到"健康上海"行动分区域完成情况（表 2）。从整体看，目前中心城区"健康上海"行动已完成 2022 年目标的 94%、2030 年目标的 90%；近郊区上海行动已完成

表 2 "健康上海"行动五大板块分区域完成情况
（对比 2022 年、2030 年目标）

目标	2022 年目标平均完成度（%）			
	目标子系统	中心城区	近郊区	远郊区
	健康人口	99	99	98
	健康服务	86	85	85
	健康社会	94	98	97
	健康产业	99	88	78
	健康环境	89	99	99
	整　体	94	94	91
"健康上海"行动评价	2030 年目标平均完成度（%）			
	目标子系统	中心城区	近郊区	远郊区
	健康人口	98	98	96
	健康服务	81	83	83
	健康社会	92	94	92
	健康产业	93	82	73
	健康环境	88	97	97
	整　体	90	91	88

2022 年目标的 94%、2030 年目标的 91%；远郊区上海行动已完成 2022 年目标的 91%、2030 年目标的 88%。

从空间格局来看，健康人口、健康社会、健康服务指标完成的空间差异不大，健康服务完成水平偏低。对比 2022 年目标，中心城区健康人口（99%）和健康产业（99%）完成度领先；近郊区和远郊区在健康环境和健康社会方面具有相对优势。对比 2030 年目标，中心城区在健康服务领域短板明显，完成度仅为 81%；近郊区和远郊区的完成度也仅为 83%。健康产业表现出显著的"核心—边缘"结构，由中心城区向远郊区呈现完成度降低的趋势。对比 2022 年目标，中心城区完成度达 99%，近郊区和远郊区仅为 88% 和 78%；对比 2030 年目标，中心城区完成度达 93%，近郊区和远郊区仅为 82% 和 73%。健康产业得分差距较大的主要是由于区域产业基础、人口结构、医疗资源分布差异所致。健康环境的空间格局与健康产业相反，表现出"周高中低"。对比 2022 年目标，近郊区和远郊区完成度已达 99%，中心城区为 89%；对比 2030 年目标，近郊区和远郊区完成度已达 97%，中心城区为 88%，仍有提升空间。其中，中心城区绿地覆盖不足是导致其健康环境指标整体完成度偏低的重要原因。

（二）指标体系完成情况总体评价

通过对健康人口、健康服务、健康社会、健康产业、健康环境 5 个板块 35 项指标完成情况进行计算，对比 2022 年、2030 年目标，得到"健康上海"行动五大板块完成情况（见表 3）。从整体看，目前全市"健康上海"行动已完成 2022 年目标的 92.9%、2030 年目标的 89.7%。

健康人口板块完成度高于健康社会与健康环境，健康产业与健康服务是目前的发展短板。从具体板块看，完成度最高的是健康人口板块，

13

目前已完成 2022 年目标的 98.9%、2030 年目标的 96.9%。五大板块中排名第二、三位的是健康社会、健康环境，分别完成 2022 年目标的 96.4%、95.8%，以及 2030 年目标的 93%、94%。完成度较低的是健康产业、健康服务两个板块。其中，健康产业板块目前仅完成 2022 年目标的 88.2%、2030 年目标的 82.6%；健康服务板块目前仅完成 2022 年目标的 85.2%、2030 年目标的 82.2%。

表 3 "健康上海"行动五大板块完成情况（对比 2022 年、2030 年目标）

目标	子系统	2022 年目标平均完成度（%）	2030 年目标平均完成度（%）
"健康上海"行动评价体系	健康人口	98.9	96.9
	健康服务	85.2	82.2
	健康社会	96.4	93.0
	健康产业	88.2	82.6
	健康环境	95.8	94.0
	整体	92.9	89.7

从具体指标来看，上海市有许多指标已达到 2022 年、2030 年目标，有 12 个指标已完全达到 2030 年要求，健康人口板块达标率较高；个别指标还需提高。

（1）健康人口方面，基本人口指标 100% 完成，人口素养仍有提升空间

从健康人口指标来看，上海在人均预期寿命、婴儿死亡率、5 岁以下儿童死亡率、孕产妇死亡率、城乡居民达到《国民体质测定标准》合格以上的人数比例、新生儿遗传代谢性疾病筛查率方面已 100% 达标。相比之下，人口素养虽已达标，但与 2022 年和 2030 年目标对比，完成的比例仅为 93% 和 77%，还有进一步提升的空间。人口的产前筛查率指标，目前完成

2022 年目标的 98%、2030 年目标的 95%；重大慢性病过早死亡率指标，目前已 100% 完成 2022 年目标，但 2030 年目标的完成度为 96%。

（2）健康服务方面，专家资源库构建与医疗服务需进一步完善，自我管理小组仍待加强

从健康服务指标完成来看，青少年相关健康服务完成度高，多数指标 100% 达标。符合要求的中小学体育与健康课程开课率、中小学生每天校内体育活动时间指标已 100% 完成 2030 年的预期目标。中小学校配备专职卫生专业技术人员比例指标，目前也已完成 2022 年目标的 99%。健康专家和资源库等健康体系构建仍需进一步推进。目前在建立并完善健康科普专家库和资源库、构建健康科普知识发布和传播机制方面，完成率对比 2030 年完成度仅为 78%，需进一步加强健康服务专业化建设，以提升健康服务品质。医疗服务是关系居民健康的重要保障，上海医疗机构和医务人员开展健康教育考核机制需进一步完善。在完善医疗服务体制机制建设方面，对比 2030 年仅完成 78%，应建立鼓励医疗卫生机构和医务人员开展健康促进与教育的激励约束机制，调动医务人员的工作积极性；并增强医务人员与岗位相适应的健康科普知识储备。健康自我管理小组工作推进较为缓慢。2022 年目标为 85 万人、2030 年目标为 120 万人，目前的完成度仅有 5% 和 3%，差距显著。各区都面临任务完成压力，初步建立了自我管理小组，构建常态化、广覆盖、群众自治的社区健康科普平台，形成了宣教工作机制。

（3）健康社会方面，整体指标完成度高，体育场馆建设短板显著

指标的整体完成度达 96%，多数指标已 100% 达标完成。以街道（镇）为单位适龄儿童免疫规划疫苗接种率、主要食品安全总体监测合格率、

药品质量抽检总体合格率三个指标完成度达100%，并持续保持了较好的完成水平。对慢性疾病的综合管理和早期防治给予高度重视。面对人口慢性病问题凸显的挑战，上海在慢性病管理方面的指标完成度较高，具体来看，新发尘肺病报告例数占年度报告总例数比例指标，目前完成2022年、2030年目标的95%以上；高血压患者规范管理率指标，目前完成2022年目标的99%、2030年目标的97%；糖尿病患者规范管理率指标，目前完成2022年目标的99%、2030年目标的96%；常见恶性肿瘤诊断时早期比例指标，目前完成2022年目标的96%、2030年目标的89%。健康体育场建设短板显著，制约了居民健康活动的有序开展。虽然上海目前经常参加体育锻炼人数比例已达2022年目标的98%，但在人均体育场地面积指标方面，目前仅完成2022年目标的72%、2030年目标的66%，差距较大。健康体育场人均面积不足是目前的主要短板，居民的健康锻炼环境有待改善，应大力加强体育场馆、城市绿道等健身场所建设和合理布局。

（4）健康产业方面，专业化医护人员培养任重道远

目前，上海专业医护人员的比例仍不足，与健康行动目标有一定差距。具体来看，每千常住人口执业（助理）医师数指标，目前完成2022年目标的86%、2030年目标的83%；在千人口注册护士数指标方面，目前仅完成2022年目标的81%、2030年目标的76%。千人口全科医师数指标，目前完成2022年目标的91%、2030年目标的73%。在未来"健康上海"行动中，这些指标亟待大幅提升。需进一步引进并培养医疗领域的专业化医护人员，特别是关注提升全科医师数量，以促进健康产业高质量、专业化发展。

（5）健康环境方面，空气质量优势突出，绿化覆盖率不足

上海的空气质量优良天数比率已100%达到2022年、2030年目标，未

来需要进一步保持现有水平。重要水功能区水质达标率指标，目前完成2030年目标的97%。但建成区绿化覆盖率完成率待提高，目前绿地覆盖率仅完成2022年目标的85%、2030年目标的81%。

表 4 "健康上海"行动各个指标完成度

目标	子系统	序号	指标层	单位	2022年目标值	2022年完成度	2030年目标值	2030年完成度
"健康上海"行动体系	健康人口	P1	人均预期寿命	岁	发达国家水平	100	发达国家水平	100
		P2	婴儿死亡率	‰	发达国家水平	100	发达国家水平	100
		P3	5岁以下儿童死亡率	‰	发达国家水平	100	发达国家水平	100
		P4	孕产妇死亡率	1/10万	发达国家水平	100	发达国家水平	100
		P5	城乡居民达到《国民体质测定标准》合格以上的人数比例	%	≥ 96	100	96.5	100
		P6	居民健康素养水平	%	32	93	40	79
		P7	产前筛查率	%	≥ 70	97	≥ 80	96
		P8	新生儿遗传代谢性疾病筛查率	%	98	100	98	100
		P9	重大慢性病过早死亡率	%	≤ 10	100	≤ 9	98
	健康服务	S1	参加健康自我管理小组的人数	万	85	5	120	3
		S2	建立并完善健康科普专家库和资源库，构建健康科普知识发布和传播机制	/	实现	97	实现	92
		S3	建立医疗机构和医务人员开展健康教育和健康促进的绩效考核机制	/	实现	96	实现	89
		S4	符合要求的中小学体育与健康课程开课率	%	100	100	100	100

（续表）

目标	子系统	序号	指标层	单位	2022年目标值	2022年完成度	2030年目标值	2030年完成度
"健康上海"行动体系	健康服务	S5	中小学生每天校内体育活动时间	小时	≥1	100	≥1	100
		S6	配备专兼职心理健康工作人员的中小学校比例	%	80	99	90	98
		S7	寄宿制中小学校或600名学生以上的非寄宿制中小学校配备专职卫生专业技术人员、600名学生以下的非寄宿制中小学校配备专兼职保健教师或卫生专业技术人员的比例	%	≥70	99	≥90	89
	健康社会	C1	人均体育场地面积	m²	≥2.4	77	2.8	71
		C2	经常参加体育锻炼人数比例	%	45左右	98	46	96
		C3	15岁以上人群吸烟率	%	≤20	95	≤18	91
		C4	国家学生体质健康标准优良率	%	≥50	98	≥60	88
		C5	接尘工龄不足5年的劳动者新发尘肺病报告例数占年度报告总例数比例	%	≤4	96	≤4	95
		C6	二级以上综合性医院设老年医学科比例	%	≥50	100	≥90	91
		C7	高血压患者规范管理率	%	82	99	90	97
		C8	糖尿病患者规范管理率	%	82	99	90	97
		C9	常见恶性肿瘤诊断时早期比例	%	≥32	96	≥40	89
		C10	以街道（镇）为单位适龄儿童免疫规划疫苗接种率	%	≥98	100	≥98	100
		C11	主要食品安全总体监测合格率	%	≥97	100	≥97	100
		C12	药品质量抽检总体合格率	%	≥98	100	≥98	100

（续表）

目标	子系统	序号	指标层	单位	2022年目标值	2022年完成度	2030年目标值	2030年完成度
"健康上海"行动体系	健康产业	I1	社区卫生服务中心提供中医非药物疗法的比例，村卫生室提供中医非药物疗法的比例	%	100	100	100，80	100
		I2	每千常住人口执业（助理）医师数	人	≥3	84	≥3	84
		I3	千人口注册护士数	人	3.9	79	≥4.7	73
		I4	千人口全科医师数	人	≥0.40	91	0.5左右	74
	健康环境	E1	空气质量优良天数比率	%	≥80	100	进一步提升	100
		E2	重要水功能区水质达标率	%	≥80	100	≥95	97
		E3	建成区绿化覆盖率	%	≥40	88	42	85

（三）各板块指标完成度的区域差异显著

对上海市各个区在健康人口、健康服务、健康社会、健康产业、健康环境5个板块上的完成情况进行进一步分析。通过与2022年目标进行比对，各个区在五大板块上的完成情况存在差异。

（1）健康人口方面，远郊健康素养水平亟须提升

从健康人口指标整体空间结构来看，闵行、松江、嘉定、宝山、杨浦、黄浦、静安7个区，总体完成度都达到100%。远郊地区的居民健康素养偏低，如金山（87.5）、奉贤（85.7）、崇明（75.9）、青浦（87.0）等区。需进一步以社区为基础，以健康自我管理小组为载体，开展多种形式的健康教育与健康促进活动，普及健康知识，增强居民健康意识和自我保健能力，拓宽民众参与健康之路。

表 5　健康人口板块各区得分情况

	P1	P2	P3	P4	P5	P6	P7	P8	P9	均值
闵行区	100	100	100	100	100	100	100	100	100	100
松江区	100	100	100	100	100	100	100	100	100	100
嘉定区	100	100	100	100	100	100	100	100	100	100
宝山区	100	100	100	100	100	100	100	100	100	100
杨浦区	100	100	100	100	100	100	100	100	100	100
黄浦区	100	100	100	100	100	100	100	100	100	100
静安区	100	100	100	100	100	100	100	100	100	100
徐汇区	100	100	100	100	100	100	100	100	99.3	99.9
虹口区	100	100	100	100	100	95.9	100	100	100	99.5
长宁区	100	100	100	100	100	93.7	100	100	100	99.3
金山区	100	100	100	100	100	87.5	100	100	100	98.6
奉贤区	100	100	100	100	100	85.7	100	100	100	98.4
崇明区	100	100	100	100	100	75.9	100	100	100	97.3
普陀区	100	100	100	100	100	75.0	100	98.3	100	97.0
浦东新区	100	100	100	100	97.9	90.6	85	98.9	100	96.9
青浦区	100	100	100	100	99.8	87.0	76.5	100	100	95.9

注：P1：人均预期寿命（岁）；P2：婴儿死亡率（‰）；P3：5岁以下儿童死亡率（‰）；P4：孕产妇死亡率（1/10万）；P5：城乡居民达到《国民体质测定标准》合格以上的人数比例（%）；P6：居民健康素养水平（%）；P7：产前筛查率（%）；P8：新生儿遗传代谢性疾病筛查率（%）；P9：重大慢性病过早死亡率（%）。

（2）健康服务方面，区域空间差异不大，健康自我管理仍需改进

各区域健康服务方面差异并不显著，杨浦、宝山、长宁、松江、嘉定、徐汇、虹口、普陀、青浦、静安、崇明、黄浦12个区除参加健康自我管理小组的人数指标外，其余指标总体完成度都达到100%。由于健康自我管理小组建设力度不足，各区总体完成度均未超过90%，其中需着重加强的区域包括黄浦（0.4）、崇明（1.1）、静安（2.1）、青浦（2.4）、普陀（3.5）和

虹口（3.8）。除加强自我小组工作推进，奉贤、闵行需提升中小学校专兼职保健师及卫生专业人员配置；浦东新区需着力对医疗机构和医务人员开展健康教育和完善健康促进的绩效考核机制；金山需建立并完善健康科普专家库和资源库，构建健康科普知识发布和传播机制。

表6　健康服务板块各区得分情况

	S1	S2	S3	S4	S5	S6	S7	均值
杨浦区	7.05	100	100	100	100	100	100	86.7
宝山区	7	100	100	100	100	100	100	86.7
长宁区	5.2	100	100	100	100	100	100	86.5
松江区	4.5	100	100	100	100	100	100	86.4
嘉定区	4.9	100	100	100	100	100	100	86.4
徐汇区	4.2	100	100	100	100	100	100	86.3
虹口区	3.8	100	100	100	100	100	100	86.3
普陀区	3.5	100	100	100	100	100	100	86.2
青浦区	2.4	100	100	100	100	100	100	86.1
静安区	2.1	100	100	100	100	100	100	86
崇明区	1.1	100	100	100	100	100	100	85.9
黄浦区	0.4	100	100	100	100	100	100	85.8
奉贤区	6.2	100	100	100	100	100	89.8	85.1
闵行区	6.4	100	100	100	100	88.0	100	84.9
浦东新区	12.9	100	50.0	100	100	100	100	80.4
金山区	6.8	50.0	100	100	100	100	100	79.5

注：S1：参加健康自我管理小组的人数（万）；S2：建立并完善健康科普专家库和资源库，构建健康科普知识发布和传播机制；S3：建立医疗机构和医务人员开展健康教育和健康促进的绩效考核机制；S4：符合要求的中小学体育与健康课程开课率（%）；S5：中小学生每天校内体育活动时间（小时）；S6：配备专兼职心理健康工作人员的中小学校比例（%）；S7：寄宿制中小学校或600名学生以上的非寄宿制中小学校配备专职卫生专业技术人员、600名学生以下的非寄宿制中小学校配备专兼职保健教师或卫生专业技术人员的比例（%）。

（3）健康社会方面，中心城区健身场地设施供需矛盾突出

从健康社会来看，远郊整体完成度高于中心城区，主要原因是区域人均体育场馆优势明显。完成情况最好的是崇明区，总体完成度为99.8%，松江（98.6）、奉贤（98.5）、嘉定（98.3）、浦东（97.9）、闵行（97.9）、宝山（98.6）等区总体完成度均高于95.0%。在增加体育场地面积的过程中，各区深入挖潜、做出特色。如闵行在全区街镇都建立社区市民健身中心；崇明等区自行车绿道建设成效显著；宝山、嘉定等区把握工业转型契机，在利用厂房、仓库建设体育设施方面积累了经验。中心城区空间有限且人口密度高，城区健身场地设施供需矛盾尤其突出。黄浦（55.0）、虹口（26.0）、静安（30.8）、徐汇（43.3）、长宁（47.0）、杨浦（43.0）人均体育场馆面积严重不足，这是制约其发展的主要原因。社区市民健身中心等综合性室内健身场所数量仍供不应求，存在场地设施分布不均衡情况。一些体育设施陈旧老化，居民区体育设施损坏后未能得到及时维修，需加强管理和提升体育基础设施及场馆服务水平。

表7　健康社会板块各区得分情况

	C1	C2	C3	C4	C5	C6	C7	C8	C9	C10	C11	C12	均值
崇明区	100	97.5	100	100	100	100	100	100	100	100	100	100	99.8
松江区	100	100	83.3	100	100	100	100	100	100	100	100	100	98.6
宝山区	87.9	95.1	100	100	100	100	100	100	100	100	100	100	98.6
奉贤区	100	100	88.8	93.6	100	100	100	100	100	100	100	100	98.5
嘉定区	100	95.5	100	100	100	100	100	100	84.3	100	100	100	98.3
浦东新区	97.9	100	95.2	84.6	100	100	97.5	100	100	100	100	100	97.9
闵行区	75.0	100	100	100	100	100	100	100	100	100	100	100	97.9
黄浦区	55.0	98.2	100	100	100	100	100	100	100	100	99.5	100	96.1
长宁区	47.0	100	100	100	100	100	100	98.0	100	100	100	100	95.4

	C1	C2	C3	C4	C5	C6	C7	C8	C9	C10	C11	C12	均值
徐汇区	43.3	100	100	100	100	100	100	100	100	100	100	100	95.3
杨浦区	43.0	98.0	100	100	100	100	100	100	100	100	100	100	95.1
青浦区	100	97.0	85.0	96.0	100	100	100	100	62.5	100	100	97.3	94.8
普陀区	39.5	97.1	100	100	100	100	100	100	100	100	100	100	94.7
虹口区	26.0	100	100	95.4	100	100	100	100	100	100	100	100	93.5
金山区	100	95.5	76.9	97.0	33.3	100	100	100	98.0	100	100	100	91.7
静安区	30.8	99.7	100	100	100	100	80.6	81.3	100	100	100	100	91.0

注：C1：人均体育场地面积（m^2）；C2：经常参加体育锻炼人数比例（%）；C3：15岁以上人群吸烟率（%）；C4：国家学生体质健康标准优良率（%）；C5：接尘工龄不足5年的劳动者新发尘肺病报告例数占年度报告总例数比例（%）；C6：二级以上综合性医院设老年医学科比例（%）；C7：高血压患者规范管理率（%）；C8：糖尿病患者规范管理率（%）；C9：常见恶性肿瘤诊断时早期比例（%）；C10：以街道（镇）为单位适龄儿童免疫规划疫苗接种率（%）；C11：主要食品安全总体监测合格率（%）；C12：药品质量抽检总体合格率（%）。

（4）健康产业方面，专业医护从业人员空间分布不均，核心—边缘结构显著

从健康产业来看，中心城区专业化医护人才集聚，整体完成度高于远郊地区。中心城区中的黄浦、杨浦、徐汇、静安指标完成度都达到100%，虹口总体完成度也达到了99.4%；长宁、普陀指标总体完成度都达到90.0%以上。相比之下，市郊地区普遍完成度较低，面临人才引入短板，专业化医护人员数量明显不足。对专业医疗产业从业人员的统计指标主要包括三个方面：职业医师数、注册护士数、全科医师数。奉贤、青浦、宝山、松江、金山、嘉定、崇明的全科医师数和注册护士数完成度低，奉贤、青浦、宝山、松江4区得分低于80.0%，距离目标值有较大差距。通过

加强市郊区域基层医疗队伍建设，形成高质量、以全科医师为骨干的医疗卫生服务队伍，以适应卫生改革与社区卫生服务的需要，是未来需要重点解决的问题。

表 8　健康产业板块各区得分情况

	I1	I2	I3	I4	均值
杨浦区	100	100	100	100	100
黄浦区	100	100	100	100	100
浦东新区	100	100	100	100	100
徐汇区	100	100	100	100	100
静安区	100	100	100	100	100
虹口区	100	100	100	97.5	99.4
长宁区	100	100	100	90.0	97.5
闵行区	100	90.0	88.9	100	94.7
普陀区	100	100	96.0	77.5	93.4
嘉定区	100	78.6	67.4	100	86.5
金山区	100	87.0	76.9	80.0	86.0
崇明区	94	67.0	58.9	100	80.0
奉贤区	100	69.0	53.3	90.0	78.1
青浦区	100	62.6	50.0	85.0	74.4
宝山区	100	58.3	56.9	72.5	71.9
松江区	100	60.6	55.1	67.5	70.8

注：I1：社区卫生服务中心提供中医非药物疗法的比例（%），村卫生室提供中医非药物疗法的比例（%）；I2：每千常住人口执业（助理）医师数（人）；I3：千人口注册护士数（人）；I4：千人口全科医师数（人）。

（5）健康环境方面，中心城区绿化覆盖率不足问题突出

健康环境统计主要包括空气质量、水资源质量及建成区绿化三个主要方面。空气质量和功能区水质完成的区域差异不显著，全域基本按要求

达标。其中青浦（96.0）在空气质量优化方面、闵行（97.0）在提升功能区水质方面仍有提升空间。健康环境指标的主要区域差异表现在建成区绿化覆盖率方面，中心城区绿化覆盖率偏低，制约了指标的整体完成度。徐汇（78.6）、普陀（73.0）、杨浦（67.0）、静安（60.5）、虹口（58.9）、黄浦（47.2）绿地覆盖率较低，要提升上海整体健康环境指标的完成度，需重点关注中心城区的绿地覆盖问题，通过加强城市绿道、城市公园、绿化特色街区、街心花园等有效举措补短板，增加中心城区的绿地覆盖比例。

表 9　健康环境板块各区得分情况

	E1	E2	E3	均值
崇明区	100	100	100	100
奉贤区	100	100	100	100
浦东新区	100	100	99.0	99.7
宝山区	100	100	97.5	99.2
闵行区	100	97.0	100	99.0
青浦区	96.0	100	100	98.7
金山区	100	100	96.2	98.7
嘉定区	100	100	96.2	98.7
松江区	100	100	91.9	97.3
长宁区	100	100	90.0	96.7
徐汇区	100	100	78.6	92.9
普陀区	100	100	73.0	91.0
杨浦区	100	100	67.0	89.0
静安区	100	100	60.5	86.8
虹口区	100	100	58.9	86.3
黄浦区	100	100	47.2	82.4

注：E1：空气质量优良天数比率（%）；E2：重要水功能区水质达标率（%）；E3：建成区绿化覆盖率（%）。

25

四、"健康上海"行动重点任务完成情况评价

本报告重点任务完成情况分析基于上海各区"健康上海"重点任务调研数据，剔除任务实施时间、方案名称等描述类指标及数据缺失严重的统计指标，对是（否）类任务采用"1"和"0"进行统计处理。对数据完整可进行统计分析的68项任务按健康组织与宣传、健康人口、健康服务和健康环境四个板块进行划分和评价。计算上海整体重点任务完成评价及任务完成平均水平得分，如表10所示。

表10 "健康上海"行动重点任务完成平均水平汇总

	子任务	序号	任 务 层	平均水平
一、健康组织与宣传	组织实施	O1	□新增/☑明确专门处室（机构）工作人员数量	6
		O2	☑有/□无区级健康行动推进协调机构以及推进办公	93%
		O3	☑有/□无协调机构如推进办公室工作规则	80%
		O4	召开专项行动工作会议次数	5.93
		O5	推进办公室收发公文数量	6.33
		O6	☑是/□否成立专家咨询委员会	67%
		O7	☑是/□否印发成立专家咨询委员相关通知	47%
		O8	曾合作宣传区级健康行动的媒体数量	13
		O9	与媒体合作宣传区级健康行动数量	62
		O10	"健康上海"行动宣传次数	17
		O11	2020年预算中专项经费总额：＿＿＿万元	325.27
		O12	区级"健康融入所有政策"领导干部专题培训班或相关课程举办次数或课时数	11
	健康知识普及	O13	开展健康生活方式科普活动次数	231
		O14	开发健康生活方式科普材料种类数	66
		O15	按照市统一要求，规范开展活动的小组数量	483
		O16	是否开展健康种子计划和同伴支持项目	73%

子任务		序号	任 务 层	平均水平
一、健康组织与宣传	健康知识普及	O17	培育健康生活方式指导员的数量	1027
		O18	《上海市民健康公约》宣传活动次数	286
		O19	公筷公勺推广使用宣传活动次数	289
		O20	"三减三健"① 宣传活动次数	85
二、健康人口	合理膳食行动	P1	营养师和营养指导员培训次数	6
		P2	开发合理膳食传播材料种类数	12
		P3	开展合理膳食宣传活动次数	87
		P4	针对餐饮场所、社区开展减盐、减油、减糖等知识和技能培训次数	26
	全民健身行动	P5	第五次国民体质监测数据采集样本量	2918
		P6	全民健身活动状况调查数据采集样本量	324
		P7	完成市政府体育实事项目数	63
		P8	辖属社区开展社区体育服务配送数量	728
		P9	辖属社区体育服务配送额度	81
		P10	各区参与人数	107043
		P11	各区参与赛事数	218
	控烟行动	P12	查处违规吸烟案件 _____ 起	91
		P13	建成无烟单位的区级党政机关数量	26
	心理健康促进行动	P14	☑是 /□否建立辖区心理热线	87%
		P15	2019 年心理热线电话接听数量	310
	人群健康促进行动	P16	妇幼保健机构业务用房建筑面积：_____ 平方米	8064
		P17	0—6 岁儿童每年眼保健和视力检查覆盖率	98%
		P18	印发实施方案或意见中是否包含职业健康保护内容：☑是 /□否	100%
		P19	区级专家咨询委员会是否包含职业健康领域专家：☑是 /□否	87%
		P20	组织开展职业健康宣传活动次数	398

① "三减三健"，减盐、减油、减糖，健康口腔、健康体重、健康骨骼。

27

（续表）

	子任务	序号	任 务 层	平均水平
二、健康人口	人群健康促进行动	P21	重点行业领域申报率	71%
		P22	重点行业领域定期检测率	73%
		P23	重点行业领域在岗体检率	72%
		P24	重点行业领域培训率	72%
		P25	是否建立医养结合工作机制	100%
		P26	是否建立居家、社区、机构相协调的健康养老服务体系	100%
		P27	建设社区综合为老服务中心数量	14.87
		P28	建设助餐服务场所数量	69
		P29	建设日间照料中心数量	26
		P30	新建改建标准化老年活动室数量	244
三、健康环境	健康环境促进行动	E1	健康村镇试点建设工作推进会次数	3
		E2	健康场所建设考核验收通过的健康场所数	35
四、健康服务	传染病及地方病防控行动	S1	是否有本地感染疟疾病例：☑是 / □否	0%
		S2	是否完成年度监测巩固工作任务：☑是 / □否	100%
		S3	辖区内 2019 年甲乙类传染病报告发病率	0%
		S4	肺结核患者成功治疗率	94%
		S5	碘缺乏病控制和消除总体率	100%
		S6	蚊媒监测超标地区应急响应闭环管理涉及部门数	11
		S7	蚊媒监测超标地区应急响应闭环管理相关发文名称	80%
	慢性病防治行动	S8	4—18 岁儿童青少年屈光和视力筛查覆盖率	79%
		S9	☑是 / □否持续推进慢性病全程健康管理服务	100%
		S10	☑是 / □否完善癌症筛查策略，推进重点人群筛查和医疗机构机会性筛查	100%
	公共卫生体系提升行动	S11	本区卫生监督员总人数：参加轮训的卫生监督员人数	64，41
		S12	开展医疗卫生机构医疗废弃物综合治理和专项整治时间及数量	235.7

（续表）

	子任务	序号	任 务 层	平均水平
四、健康服务	医疗服务体系优化行动	S13	2019年度区域医疗中心审核通过率	88%
	社区健康服务促进行动	S14	2019年度健康智慧驿站验收合格率	100%
	中医药促进健康行动	S15	家庭医生团队中提供中医药服务的比例	99%
	健康保障完善行动	S16	完成约定采购量医疗机构在辖区内医疗机构的占比	81%

（一）重点任务板块总体完成情况评价

从"健康上海"重点任务开展的整体情况来看，上海各区都出台了相应政策，如"健康黄浦行动（2020—2030年）"、"关于推进健康长宁行动的实施意见"、"健康徐汇行动（2019—2030年）"、"上海市杨浦区贯彻落实《"健康上海"行动（2019—2030年）》实施方案"、"静安区落实'健康上海'行动三年实施方案"等。

（1）健康组织与宣传方面，常态化组织宣传任务有序开展，专家组建设任务推进力度不足

各区在常态化组织机制建设和健康知识普及方面完成度高。在区级健康行动推进协调机构和推进办公室规则建设方面，完成度分别高达93%和80%，2019年与媒体合作进行常态化宣传达930多次，通过新媒体拓展并普及健康知识的活动达9907次。健康行动的专家咨询任务完成度较低，制约了健康行动开展。上海各区成立专家委员会的完成度仅达67%，正式印发相关专家咨询通知的完成度仅为47%，低专业性将制约"健康上海"行动的长期高效运行，需进一步通过合理化政府组织宣传的投入结构，加强

29

专家咨询。

（2）健康服务方面，各项任务指标完成率高，基本实现上海全域覆盖

健康服务主要包括疾病防控行动、公共卫生、医疗及与健康障碍相关的服务。各种疾病防控行动均实现高治愈率、低感染率。上海以区公共卫生联席会议为平台，加强联防联控机制，各区在疾病防控相关行动方面完成度非常高，包括疟疾、血吸虫在内的传染病以及慢性病，其防控率均达100%；蚊媒监测预警分级响应机制和肺结核防治等完成度在85%—100%之间。公共服务体系有效提升，医疗服务体系仍有优化空间。上海各区积极推进公共卫生监督执法队伍能力建设，总参与人数近千人，公共服务监管能力逐年提高，为健康行动开展提供了保障。医疗服务体系不断优化，各区通过审核的医疗中心达88%，仍存短板和优化空间。社区公共服务实现全域健康智能化。上海各区积极推进智慧健康驿站建设，智慧化社区服务完成度已达100%。各区依托社区健康服务信息化平台和居民电子健康档案，开发基于移动设备、简便实用的定制化应用程序，实现了通过智慧化技术进行健康管理和健康活动组织宣传的目标。

（3）健康人口方面，科学膳食及康养行动参与度高，职业健康保护问题关注度不够

健康人口指标既包括居民的饮食、健身、心理健康，也包括对不同年龄、不同职业及不同区域人群健康的精准化管理和保护。上海在合理膳食行动、开展全民健身、控烟行动及心理健康管理促进方面完成度较高。各区都定期开展合理膳食生活方式普及行动，区级市民运动会等健身活动参与人数达160多万人，心里咨询服务完成度达87%，极大推动了全民健康生活。如何更精准化实现不同人群的健康保护，是后续行动的着

力点。目前，儿童健康、妇幼保健、养老服务的整体完成情况较好，全市0—6岁儿童每年眼保健操和视力检查覆盖率已达100%；区级妇幼保健机构空间充足（120956平方米）；医养结合工作及居家养老服务体系覆盖率均达100%。对职业健康的保护和推进工作存在不足，各项工作完成度均在70%的平均水平，重点行业申报率（71%）、定期检测率（73%）、在岗体检率（72%）及重点行业领域培训率（72%）完成度均较低，部分区域甚至尚未开展职业健康方面的宣传、定期检测和相关培训行动。因此，做好职业健康服务保障工作，落实职业健康规范体系将是健康人口任务的主要着力点。

（4）健康环境方面，村镇试点工作需进一步推进

健康环境重点任务主要分两大方面，其中健康场所的建设核验、全市健康场所通过验收任务完成度较高。村镇进行健康环境试点的推进工作全市年平均完成次数仅为3次，部分区域尚未开展村镇健康环境的宣传和推进工作。村镇健康环境行动包含农村垃圾和污水处理、农村卫生户厕改造、城市环境卫生薄弱地段整治等重点工作，实施以环境治理为主的病媒生物综合预防控制策略，将有助于快速提升农村人居环境、推动城乡环境卫生条件改善、提高城乡居民健康水平。

（二）分板块任务完成的区域差异显著

对上海市各个区县在健康组织与宣传、健康人口、健康服务、健康环境4个重点任务板块的完成情况进行区域差异分析。

（1）健康组织与宣传方面，远郊专家委员会推进工作开展力度普遍不足

上海各区在建立协调机构以及推进办公室、制定协调机构工作规

则方面完成情况较好，区域之间差异不大。各区域通过加强财政预算支持健康宣传活动，其中黄浦（227万元）、杨浦（162万元）、闵行（3742万元）、嘉定（190万元）和青浦（274万元）健康行动预算投入力度较强。在各区居民自我管理小组管理方面，健康种子计划和同伴支持项目开展情况较好，73%的区域已开展相关项目。健康行动的专家咨询任务完成度较低，专家委员会成立及通知情况完成平均水平仅为67%和47%；市郊任务完成度偏低，崇明、闵行、奉贤、浦东、松江等多区都未建立或进行专家委员会相关工作的推进，需重点关注这些区域的健康专业化组织建设。

（2）健康人口方面，中心城区职业健康保护短板显著

健康人口方面，合理膳食的普及及宣传活动开展顺利，各区都积极开展相关培训活动。全民健身活动普及度也很高，体育配送服务数量方面，杨浦（1263次）、嘉定（3525次）、浦东（2045次）任务完成度最高。医疗保健方面，区级妇幼保健机构业务用房和提升0—6岁儿童每年眼保健操和视力检查覆盖率各区基本100%完成任务。职业健康保护任务存在中心城区与市郊区的空间分异。奉贤、嘉定、金山、闵行、松江、宝山等市郊区域，其重点行业领域定期检测、重点行业领域申报、重点行业领域培训任务完成率均达95%—100%。任务短板区域集中在上海的中心城区，黄浦、长宁、徐汇和普陀缺口加大，需重点推进职业健康保护的健康人口任务。

（3）健康服务方面，各区域完成度高且空间差别小

传染病及地方病防控服务任务开展顺利，上海各区均未出现疟疾等传染病，且传染病的年度监测巩固工作任务完成率均达100%。肺结核患者成功

表11 健康组织与宣传任务分区完成情况统计

	O1	O2	O3	O4	O5	O6	O7	O8	O9	O10	O11	O12	O13	O14	O15	O16	O17	O18	O19	O20
黄浦区	5	1	1	1	1	1	1	36	109	51	227	2	450	42	290	1	0	19	28	25
长宁区	4	1	1	5	4	1	1	3	5	66	0	2	110	55	187	0	195	26	3	35
杨浦区	6	1	1	12	11	1	0	22	139	8	162	1	31	4	297	0	297	309	6	309
徐汇区	1	1	1	14	4	1	1	82	39	18	20	3	1391	161	304	1	304	4	4	24
宝山区	2	1	1	6	12	1	0	3	5	5	12	0	52	18	426	1	1278	36	15	16
崇明区	3	1	1	5	3	0	0	7	1	6	17	1	5	3	378	0	378	34	49	14
奉贤区	5	0	0	0	0	0	0	1	3	6	65	132	176	46	271	0	10	2973	3104	246
嘉定区	4	1	1	3	2	1	1	2	2	20	190	1	11	15	420	1	4947	14	14	14
金山区	4	1	1	3	8	0	0	5	1	10	59	2	23	37	254	1	564	2	3	5
静安区	4	1	1	3	3	1	0	5	5	5	58	0	317	17	263	1	263	500	26	270
闵行区	16	1	1	3	14	1	0	17	114	6	3742	1	439	499	589	1	589	160	30	192
浦东新区	8	1	1	6	3	0	0	4	475	25	12	2	108	12	1395	1	2600	36	701	36
普陀区	22	1	0	2	9	0	0	2	2	13	40	9	113	13	1486	1	1486	13	2	44
青浦区	5	1	1	26	21	1	1	3	30	20	274	3	245	16	277	1	2097	2	100	12
松江区	4	0	0	0	0	0	0	0	0	0	0	0	0	52	402	1	402	168	248	36
总 计	93	14	12	89	95	10	7	192	930	259	4879	159	3471	990	7239	11	15410	4296	4333	1278

注：O1：□新增协调机构如推进办公室（机构）工作人员数量；O2：□无协调机构／□明确专门处室工作人员数量；O3：□有／□无区级健康行动推进协调机构以及推进办公；O4：□否印发相关委员会工作规则／□召开专项行动工作会议次数；O5：推进办公室收发公文数量；O6：□是／□否成立专家咨询委员会；O7：□否／□是成立专家咨询委员会；O8：曾合作宣传区级健康行动的媒体数量；O9：与媒体合作宣传区级健康行动的媒体数量；O10："健康上海"行动宣传次数；O11：2020年预算中专项经费总额：＿万元；O12：区级"健康融入所有政策"领导干部专题培训班相关课程举办次数或课时数；O13：开展健康生活方式科普活动次数；O14：开展健康生活方式科普材料种类数；O15：按照市统一要求，规范开展活动的小组数量；O16：是否开展健康种子计划和同伴支持项目；O17：培育健康生活方式指导员数量；O18：《上海市民健康公约》宣传活动次数；O19：公筷公勺推广使用宣传活动次数；O20："三减三健"宣传活动次数。

33

表 12　各区健康人口任务完成情况统计

	P1	P2	P3	P4	P5	P6	P7	P8	P9	P10	P11	P12	P13	P14	P15
黄浦区	2	17	157	8	3042	286	43	0	0	51456	200	54	10	1	48
长宁区	2	19	52	3	2800	286	22	406	45	300000	80	20	14	1	1266
杨浦区	2	7	36	1	3016	286	49	1263	50	108244	296	49	17	1	136
徐汇区	2	21	46	3	2800	283	23	300	50	250000	474	55	87	1	1406
宝山区	3	8	34	17	2800	286	44	370	12	35846	21	203	16	1	53
崇明区	0	2	2	2	2800	0	50	300	18	30000	100	42	70	1	35
奉贤区	2	52	347	21	864	286	103	17	91	9871	36	17	0	0	0
嘉定区	3	2	27	40	3200	286	143	3525	0	1551	61	88	24	1	537
金山区	4	5	5	1	3080	286	8	347	11	340000	250	136	25	1	395
静安区	2	5	14	20	3111	287	33	597	700	32600	172	107	26	1	84
闵行区	4	3	108	243	2800	574	9	187	14	12711	25	123	27	1	27
浦东新区	2	2	409	9	5155	858	327	2045	80	467382	673	152	17	1	42
普陀区	4	5	36	16	2800	286	6	500	120	64000	346	0	17	0	130
青浦区	53	20	20	12	2400	286	40	300	4	48954	40	27	25	1	180
松江区	4	6	17	0	3105	286	44	530	17	153000	500	298	14	1	315
总　计	89	174	1310	396	43773	4862	944	10187	1212	1605645	3274	1371	389	13	4654

	P16	P17	P18	P19	P20	P21	P22	P23	P24	P25	P26	P27	P28	P29	P30
黄浦区	1350	1.00	1	1	2	0.00	0.00	0.00	0.00	1	1	3	7	4	37
长宁区	42186	0.98	1	1	3	0.00	0.00	0.00	0.00	1	1	0	10	4	3
杨浦区	2010	1.00	1	1	3	1.00	1.00	1.00	1.00	1	1	20	90	30	274
徐汇区	2229.3	1.00	1	1	1	0.00	0.00	0.00	0.00	1	1	5	19	5	51

（续表）

	P1	P2	P3	P4	P5	P6	P7	P8	P9	P10	P11	P12	P13	P14	P15
宝山区	2304.5	0.99	1	1	45	0.97	0.98	0.97	0.98	1	1	8	44	16	58
崇明区	1677	1.00	1	0	1	1.00	0.95	0.95	0.95	1	1	26	82	34	635
奉贤区	3300	1.00	1	0	5764	1.00	1.00	0.95	1.00	1	1	16	13	5	22
嘉定区	26461	1.00	1	1	4	1.00	1.00	1.00	1.00	1	1	20	360	36	326
金山区	1612.6	0.99	1	1	2	1.00	1.00	1.00	1.00	1	1	13	60	64	305
静安区	1793	0.96	1	1	2	0.71	1.00	1.00	1.00	1	1	21	83	27	223
闵行区	14136	0.99	1	1	15	1.00	1.00	0.95	0.95	1	1	14	14	13	5
浦东新区	4395	0.85	1	1	24	1.00	1.00	1.00	1.00	1	1	43	156	89	1348
普陀区	0	1.00	1	1	72	0.00	0.00	0.00	0.00	1	1	5	14	5	6
青浦区	1291.6	0.98	1	1	22	0.96	0.95	0.97	0.96	1	1	10	21	12	31
松江区	16211	0.98	1	1	15	1.00	1.00	1.00	1.00	1	1	19	66	45	331
总 计	120956	14.727	15	13	5975	10.65	10.882	10.785	10.84	15	15	223	1039	389	3655

注：P1：营养师和营养指导员培训次数；P2：开发合理膳食宣传材料种类数；P3：开发合理膳食宣传食宣传活动次数；P4：针对餐饮场所、社区开展减盐、减油、减糖等知识和技能培训次数；P5：全民健身活动状况调查数据采集样本量；P6：第五次国民体质监测数据采集样本量；P7：完成市政府体育实事项目数；P8：辖属社区开展社区体育服务配送项目数；P9：辖属社区体育服务配送数量；P10：各区参与人数；P11：各区参与赛事数；P12：查处违规吸烟案件＿＿起；P13：2019年心理热线电话接听次数；P14：妇幼保健机构业务用房建筑面积：平方米；P15：建成无烟单位的区级党政机关数量；P16：妇幼保健机构业务用房数量；P17：0—6岁儿童每年眼保健和视力检查覆盖率；P18：印发实施方案或意见中是否包含职业健康保护内容：口是／口否；P19：区级专家咨询委员会是否包含职业健康领域专家；P20：组织开展职业健康培训率；P21：重点行业领域申报率；P22：重点行业领域工作机制；P23：重点行业领域在岗检测率；P24：重点行业领域培训率；P25：重点行业综合为老服务中心数量；P26：是否建立居家、社区、机构相协调的健康养老服务体系；P27：建设社区综合为老服务中心数量；P28：建设助餐服务场所数量；P29：建设日间照料中心数量；P30：新建改建标准化老年活动室数量。

表 13 各区健康服务和环境任务完成情况统计

	S1	S2	S3	S4	S5	S6	S7	S8	S9	S10	S11	S12	S13	S14	S15	S16	E1	E2
黄浦区	0	1	0.0012	0.973	1	4	1	1	1	1	57, 0	126	1	1	0.943	1	4	89
长宁区	0	1	0.0016	0.919	1	2	1	0.837	1	1	53, 4	232	1	1	1	1	1	7
杨浦区	0	1	0.0014	0.944	1	4	1	0.5	1	1	55, 17	117	1	1	1	1	3	230
徐汇区	0	1	0.0012	0.939	1	15	1	0.5	1	1	55, 2	85	0.5	1	1	1	6	5
宝山区	0	1	0.0009	0.975	1	13	1	0.646	1	1	61, 61	6	0.667	1	1	1	2	5
崇明区	0	1	0.0011	0.933	1	12	1	0.606	1	1	31, 0	125	1	1	1	0	1	0
奉贤区	0	1	0.0014	0.94	1	5	0	0.955	1	1	56, 56	43	0.5	1	0.96	0.41	2	112
嘉定区	0	1	0.0009	0.948	1	14	1	0.942	1	1	66, 7	426	1	1	1	1	4	5
金山区	0	1	0.0011	0.939	1	7	1	0.948	1	1	56, 56	275	1	1	1	1	10	9
静安区	0	1	0.0011	0.94	1	8	1	0.402	1	1	71, 71	100	1	1	1	1	3	6
闵行区	0	1	0.0013	0.912	1	29	1	0.994	1	1	59159	287	1	1	1	1	4	6
浦东新区	0	1	0.0011	0.95	1	48	1	0.864	1	1	129, 7	764	1	1	1	0.8	2	23
普陀区	0	1	0.0011	0.926	1	5	1	1	1	1	52, 52	112	1	1	1	1	4	20
青浦区	0	1	0.0009	0.929	1	0	0	0.733	1	1	75, 56	683	1	1	1	0	4	5
松江区	0	1	0.0012	0.9	1	0	0	0.908	1	1	86, 65	154	0.5	1	1	1	0	0

注：E1: 健康村镇试点建设工作推进会次数；E2: 健康场所建设考核验收通过的健康场所数；S1: 是否有本地感染疟疾病例；□是/□否；S2: 是否完成年度监测巩固工作任务；S3: 辖区内2019年甲乙类传染病报告发病率；S4: 肺结核患者成功治疗率；S5: 碘缺乏病控制和消除总体率；S6: 蚊媒监测超标地区应急响应闭环管理相关发文名称；S8: 4—18岁儿童青少年届光和视力筛查人数；S7: 蚊媒监测超标地区应急响应闭环管理涉及部门数；S9: □是/□否持续推进慢性病全程健康管理服务；S10: □是/□否完善癌症筛查策略，推进重点人群筛查和医疗机构会性筛查；S11: 本区卫生监督员总人数；S12: 参加轮训的卫生监督员人数；S13: 2019年度区域医疗中心审核通过率；S14: 2019年度健康智慧驿站验收合格率；S15: 家庭医生团队中提供中医药服务的比例；S16: 完成约定采购量医疗机构在辖区内医疗机构的占比。

开展医疗卫生机构医疗废弃物综合治理和专项整治时间和数量；

治疗率均在 90% 以上；蚊媒监测预警分级响应机制方面，各区均采取措施加强了蚊媒监测超标地区应急响应闭环管理；慢性病防治任务完成率也很高。在医疗卫生机构医疗废弃物综合治理和专项整治方面，宝山、徐汇与静安仍有提升空间。

（4）健康环境方面，市郊推进村镇试点工作力度不足

健康环境任务方面，主要任务是推进健康村镇、健康场所建设。杨浦区、黄浦区健康环境整体任务完成度高，其原因是区内健康场所通过考核具有优势，对其他区域的健康场所建设及市区健康环境营造起到示范作用。金山（10 次）在村镇建设试点中任务完成度较高，是该任务的先试先行区域。相比之下，多数郊区村镇试点工作推进较慢，如崇明（1 次）、松江（0 次）、奉贤（2 次）等区存在这种情况。

五、全面推进"健康上海"行动的建议

第一，形成推进合力，加强健康组织领导和宣传工作开展。各区、各部门应充分落实"健康上海"行动，将其纳入政府工作重点，推进跨部门合作与联动，切实"将健康融入所有政策"；加强"健康上海"任务的协调组织实施，加强健康促进队伍建设。同时，加大宣传力度，提高全社会对"健康上海"建设的认识水平，使大健康理念深入人心。通过健康宣传鼓励个人和家庭积极参与，形成"'健康上海'、人人行动、人人受益"的社会共识。

第二，完善全民健身公共服务体系，构建高质量的基层养老体系。促进市民养成良好生活习惯，大力倡导全民健身运动，鼓励全民参与；提高健康场所与设施投入，推动普及与开放。同时，应对上海人口老龄化问题，

聚焦差异化人群的健康服务质量提升，加强社区综合为老服务中心建设，普及基层养老基础设施建设。

第三，健全医疗卫生服务体系，提供优质高效的健康服务。加强医疗卫生体系专业队伍素质建设，完善疾病预防控制体系。推进镇街卫生院标准化，选派高水平的专家医师到基层开展技术帮扶，实现高质量医疗服务的全覆盖。结合城市数字经济发展，落实"互联网＋医疗健康"新媒体行动任务，满足群众多元化医疗卫生服务需求。

第四，加强考核评估，落实监测评估机制。进一步完善考核机制与问责制度，将"健康上海"行动执行情况纳入各级党委和政府考核内容。各区各部门按照责任分工，细化配套措施，加强分类指导，建立常态化、经常化的督查考核机制，研究制定"健康上海"行动评估验收方法，确保行动目标任务有序推进。

上海市健康素养调查报告

上海市健康促进中心

健康素养是衡量一个地区健康促进工作水平的重要指标。《"健康上海2030 规划"纲要》明确指出，健康素养水平是健康上海建设的主要指标，到 2030 年，上海市成人居民健康素养水平应达到 40%。2019 年，上海继续在全市范围内科学规范地开展居民健康素养监测工作，为下一步开展健康促进工作提供理论依据和数据支撑。

调查采用统一的调查问卷，内容包括基本知识和理念、健康生活方式与行为、基本技能等。监测对象为非集体居住的 15—69 岁城乡常住居民，其中，常住居民指过去 12 个月内在上海居住时间累计超过 6 个月的居民，不考虑是否具有上海户籍，不包括居住在医院、养老院、学校集体宿舍等场所的居民。调查采取主动监测的方法，调查员深入样本户／单位对调查对象进行询问调查。

统计方法上，采用 EpiData 3.2 软件录入数据，运用 Excel 2013 和 SPSS 22.0 软件进行统计分析。采用复杂抽样统计分析方法进行统计分析，最终权重＝抽样权重 × 无应答调整权重 × 事后分层调整权重。抽样权重包括区、街道（乡镇）、居委（村）、15—69 岁家庭常住人口 4 级；事后分层调整权重以《2015 年上海市 1% 人口抽样调查资料》中 15—69 岁人口的性

39

别（男、女）、年龄（15—24 岁、25—34 岁、35—44 岁、45—54 岁、55—64 岁、65—69 岁）、文化程度（小学及以下、初中、高中 / 中职、大专及以上）数据分为 48 层。率的比较用 SPSS 22.0 的复杂抽样模块的 χ^2 检验完成。

2019 年上海市健康素养调查的主要结果如下：

一、基本情况

全市共调查 31535 人。其中女性比例略高于男性；各年龄组人数相对均衡；高中及以上文化程度人数略高于初中及以下；99.2% 调查对象为汉族；绝大多数为在婚人员（79.9%）；受调查者约 4/5 来自城市点，1/5 来自农村点；本地户籍居民占 88.5%；受调查家庭平均（中位数）人口数为 2 人，四分位间距为［2，3］人；家庭平均（中位数）年收入为 8 万元，四分位间距为［5，15］万元；职业分布中工人和其他企业人员较多；接近 1/3 的受调查者患有 1 种及以上慢性病，第一次被确诊患慢性病到调查时平均（中位数）时长为 7 年，四分位间距［3，12］年；超过 60% 受调查者自认为过去一年中身体健康状况"好"或"较好"，见表 1。

表 1　人口学特征

特 征	人数	构成比（%）	特 征	人数	构成比（%）
性别			25—34	3729	11.8
男	14511	46.0	35—44	4921	15.6
女	17024	54.0	45—54	5143	16.3
年龄（岁）			55—64	9913	31.4
15—24	1109	3.5	65—69	6720	21.3

特　征	人数	构成比（%）	特　征	人数	构成比（%）
文化程度			农民	3682	11.7
小学及以下	4063	12.9	工人	7672	24.3
初中	10042	31.8	其他企业人员	11151	35.4
高中／中职	8157	25.9	其他	3071	9.7
大专及以上	9273	29.4	居住区域		
婚姻状况			城市	24988	79.2
未婚	3524	11.2	农村	6547	20.8
在婚	25201	79.9	收入（元）		
分居	387	1.2	0—49999	7789	24.7
离异	1245	3.9	50000—99999	9114	28.9
丧偶	1178	3.7	100000—149999	6591	20.9
是否患有慢性病			150000—199999	3185	10.1
是	9971	31.6	200000+	4856	15.4
否	21557	68.4	自评健康状况		
职业			好	7617	24.2
公务员	343	1.1	比较好	12780	40.5
教师	552	1.8	一般	10007	31.7
医务人员	664	2.1	比较差	988	3.1
其他事业单位人员	3737	11.9	差	142	0.5
学生	663	2.1			

二、健康素养水平

1．总体水平

上海居民 2019 年健康素养水平为 32.31%，较 2018 年上升了 3.93%，见表 2。

健康素养三个方面，按照水平高低，由高到低分别是：基本知识和理念（45.55%）、健康技能（34.74%）、健康生活方式与行为（32.50%）。

健康素养六类健康问题，按照水平高低，由高到低分别是：安全与急救（63.35%）、科学健康观（62.62%）、健康信息（47.23%）、慢性病防治（36.70%）、基本医疗（30.50%）、传染病防治（26.39%）。

表2 2019年上海居民健康素养水平及与2018年结果对照

健康素养内容	2019年（%）a	2018年（%）b	a－b
总　　体	32.31	28.38	3.93
基本知识和理念	45.55	41.36	4.19
健康生活方式与行为	32.50	28.33	4.17
健康技能	34.74	32.59	2.15
科学健康观	62.62	59.66	2.96
传染病防治	26.39	24.93	1.46
慢性病防治	36.70	31.51	5.19
安全与急救	63.35	58.55	4.80
基本医疗	30.50	28.80	1.70
健康信息	47.23	44.20	3.03

与2018年相比，健康素养的三个方面中，基本知识和理念（4.19%）、健康生活方式与行为（4.17%）提升较多，健康技能（2.15%）提升较少。六类健康问题中，慢性病防治素养（5.19%）提升最多，其次是安全与急救素养（4.8%）、健康信息素养（3.03%）、科学健康观素养（2.96%），传染病防治素养（1.46%）和基本医疗素养（1.70%）。

2. 人群特点

单因素分析结果显示，城乡、年龄、文化程度、职业、家庭年收入、是否患有慢性病等指标各组间总体健康素养水平差异均有统计学意义，不同性别间总体健康素养水平无统计学差异。

城市居民总体健康素养水平高于农村；15—44岁居民总体健康素养水平高于45—69岁居民；居民文化程度越高，总体健康素养水平越高；不同职业中，医务人员总体健康素养水平最高，农民最低；年家庭收入越高，总体健康素养水平越高；未患慢性病居民总体健康素养水平高于患慢性病居民，见表3。

表3　2019年不同特征上海居民健康素养水平（%）

特征	总体健康素养	基本知识和理念	健康生活方式与行为	健康技能	科学健康观	传染病防治	慢性病防治	安全与急救	基本医疗	健康信息
城乡										
农村	27.91%	39.31%	28.68%	29.31%	58.89%	25.68%	30.90%	58.74%	28.11%	39.41%
城市	33.67%	47.46%	33.68%	36.41%	63.77%	26.60%	38.48%	64.77%	31.23%	49.63%
χ^2	85.95	152.10	64.50	126.05	57.64	2.49	140.20	88.70	26.16	237.65
P	<0.001	<0.001	0.001	<0.001	0.002	0.554	<0.001	<0.001	0.033	<0.001
性别										
男	32.25%	44.77%	32.82%	34.81%	62.72%	25.67%	36.81%	64.07%	30.96%	46.62%
女	32.38%	46.42%	32.14%	34.66%	62.51%	27.20%	36.56%	62.54%	29.97%	47.93%
χ^2	0.06	8.65	1.69	0.08	0.15	9.36	0.22	7.96	3.67	5.37
P	0.91	0.164	0.542	0.891	0.859	0.166	0.825	0.185	0.359	0.274
年龄										
15—24	38.43%	49.14%	39.92%	38.37%	67.38%	29.07%	43.46%	69.10%	31.66%	55.05%
25—34	36.89%	52.57%	36.29%	39.66%	67.86%	30.82%	39.54%	68.32%	34.49%	51.06%
35—44	36.99%	49.79%	35.45%	39.09%	67.29%	27.52%	39.96%	67.23%	33.14%	50.77%
45—54	27.41%	39.92%	28.79%	29.95%	58.32%	24.07%	33.84%	59.42%	27.70%	41.63%
55—64	20.99%	33.43%	22.28%	24.53%	50.78%	18.76%	27.42%	51.69%	23.63%	37.82%
65—69	20.59%	32.31%	21.72%	25.22%	49.91%	18.84%	26.06%	51.16%	22.82%	37.09%
χ^2	651.51	705.28	524.42	508.98	634.53	313.51	405.86	604.52	259.33	483.69
P	<0.001	<0.001	<0.001	<0.001	<0.001	<0.001	<0.001	<0.001	<0.001	<0.001
文化程度										
小学及以下	16.31%	24.43%	20.20%	16.74%	44.78%	18.63%	21.45%	42.05%	17.20%	27.05%

（续表）

特　征	总体健康素养	基本知识和理念	健康生活方式与行为	健康技能	科学健康观	传染病防治	慢性病防治	安全与急救	基本医疗	健康信息
初中	24.57%	37.03%	25.70%	28.36%	56.04%	22.44%	29.72%	58.76%	25.31%	39.37%
高中/中职	31.70%	46.76%	32.25%	35.56%	63.13%	26.66%	37.99%	65.09%	29.71%	48.35%
大专及以上	46.02%	60.39%	43.85%	46.54%	74.82%	32.86%	48.06%	73.52%	40.66%	61.13%
χ^2	1548.34	1788.69	1052.04	1265.11	1272.17	406.20	1115.12	1150.96	897.04	1571.51
P	<0.001	<0.001	<0.001	<0.001	<0.001	<0.001	<0.001	<0.001	<0.001	<0.001
职业										
公务员	41.60%	58.20%	36.08%	39.77%	70.72%	24.65%	46.59%	73.38%	30.39%	57.10%
教师	48.44%	59.20%	50.44%	51.87%	77.26%	31.98%	51.61%	77.94%	41.28%	60.38%
医务人员	62.48%	74.81%	58.19%	60.57%	82.71%	40.37%	63.05%	81.70%	55.79%	68.80%
其他事业单位	36.32%	51.87%	35.64%	39.29%	66.78%	28.13%	41.31%	68.22%	33.62%	52.22%
学生	37.10%	48.87%	37.81%	37.33%	66.30%	25.69%	42.37%	66.62%	33.50%	54.87%
农民	18.67%	26.10%	22.82%	17.63%	47.08%	19.58%	23.94%	47.34%	19.01%	29.06%
工人	25.90%	38.16%	27.31%	30.51%	56.63%	23.93%	30.95%	57.80%	27.49%	39.73%
其他企业人员	35.33%	50.36%	34.45%	38.27%	66.34%	28.81%	38.92%	67.39%	32.84%	51.71%
其他	26.67%	38.20%	27.18%	27.54%	57.83%	22.66%	31.41%	56.60%	24.04%	40.32%
χ^2	789.90	1010.19	546.37	775.33	638.07	209.95	627.71	683.04	504.10	863.74
P	<0.001	<0.001	<0.001	<0.001	<0.001	<0.001	<0.001	<0.001	<0.001	<0.001
家庭年收入（万元）										
0—	18.70%	26.37%	24.89%	20.16%	45.97%	18.55%	23.93%	45.87%	23.93%	32.12%

（续表）

特　征	总体健康素养	基本知识和理念	健康生活方式与行为	健康技能	科学健康观	传染病防治	慢性病防治	安全与急救	基本医疗	健康信息
5—	27.58%	35.57%	28.73%	30.74%	58.52%	22.12%	31.78%	57.24%	27.41%	39.77%
10—	33.89%	43.56%	33.92%	35.70%	63.73%	25.38%	37.16%	62.89%	33.29%	43.47%
15—	37.68%	47.58%	35.09%	36.67%	64.51%	25.31%	39.99%	67.41%	36.20%	46.34%
≥20	44.65%	54.64%	40.76%	39.77%	68.55%	26.85%	48.54%	65.60%	34.61%	55.75%
χ^2	212.35	236.93	86.58	113.41	137.84	27.80	180.00	129.81	57.92	154.47
P	<0.001	<0.001	<0.001	<0.001	<0.001	0.045	<0.001	<0.001	<0.001	<0.001
是否患有慢性病										
是	25.06%	38.10%	26.47%	27.38%	56.76%	21.45%	31.10%	56.90%	26.30%	39.61%
否	33.79%	47.07%	33.74%	36.25%	63.83%	27.39%	37.85%	64.68%	31.35%	48.80%
χ^2	155.76	145.02	107.37	154.95	95.31	81.19	87.54	116.40	53.77	151.32
P	<0.001	<0.001	<0.001	<0.001	<0.001	<0.001	<0.001	<0.001	<0.001	<0.001
自评健康状况										
好	34.78%	46.86%	33.60%	37.48%	64.14%	27.83%	38.62%	64.94%	31.81%	50.17%
比较好	33.61%	47.51%	34.32%	34.43%	62.68%	27.30%	37.42%	63.82%	31.66%	48.07%
一般	27.20%	41.21%	28.21%	31.92%	60.89%	23.47%	33.12%	61.04%	27.10%	42.33%
比较差	23.92%	35.01%	27.39%	26.73%	58.17%	17.47%	30.96%	54.65%	25.60%	37.70%
差	24.08%	34.49%	30.99%	25.50%	44.92%	17.61%	31.33%	52.75%	19.73%	35.53%
χ^2	149.28	112.46	93.51	81.90	39.12	75.70	69.91	52.69	69.02	138.03
P	<0.001	<0.001	<0.001	<0.001	0.033	<0.001	<0.001	0.007	<0.001	<0.001

三、各项健康素养调查内容

居民对健康素养调查内容回答率高于 85% 的 3 题，分别是"儿童青少年也可能发生抑郁症"（90.21%）、"保健食品不能代替药品"（88.46%）和"儿童打疫苗注意事项"（87.50%）。居民对健康素养调查内容回答率低于 50% 的有 8 项，低于 30% 的有 1 项。

四、几点结论

研究结果显示，2019 年上海居民健康素养水平继续上升，达到 32.31%，较 2018 年绝对值增长了 3.93%，相对增加 13.85%，继续呈现稳步提升态势，也是开展监测以来增长幅度最大的一年，已提前达到了《健康上海行动（2019—2030 年）》中 2022 年的目标。

上海市历年健康素养监测结果中，健康生活方式与行为素养水平都明显低于基本知识和理念素养、健康技能素养。2019 年同样存在该趋势，与 2018 年中国城乡居民健康素养水平和三维度一致（分别为总体水平 17.06%，基本知识和理念素养水平 30.52%，健康生活方式与行为素养水平 17.04%，基本技能素养水平 18.68%）。

健康素养的六个维度之间差异依然较大，最高的科学健康观素养和安全与急救素养水平是最低的传染病防治素养和基本医疗素养水平的两倍以上，提示接下来上海居民健康素养的提升工作应向传染病防治、慢性病防治、基本医疗方面侧重。

与 2018 年相比，农村居民健康素养水平与城市居民差距有所减少，差距最大的仍是健康信息素养水平，这可能与农村居民获取健康信息的渠道比城市居民少有关。

中老年人是疾病的高发人群，很多观念和行为习惯已根深蒂固，改变起来相对困难。此外，老年人学习能力和记忆能力存在不同程度的退化，接受信息能力变差。这提示我们中老年人健康素养提升要优化常规的工作模式和技术方法，切实提高健康教育成效。

不同性别间居民健康素养水平差异不明显，男性总体健康素养水平相对较低，其在基本知识与理念素养上存在一些不足，应针对男性居民加强健康知识宣传。

从职业角度分析，农民、工人健康素养水平相对较低，可能主要受其自身文化程度较低的影响；医务人员健康素养水平较高，可能与其职业特点有关；教师具有较高的健康素养，有利于身体力行地教导学生，提升学生健康素养水平；公务员健康素养水平也相对较高，有利于落实《上海宣言》中"决策者和投资者具有较高的健康素养水平有利于他们采取影响力更大、协同效果更好、更有效地应对健康决定因素的行动"的策略，有效实现"将健康融入所有政策"的理念和"2030可持续发展中的健康促进"的目标。

五、对策建议

（一）以政府为主导，动员全社会参与

《健康中国"2030"规划纲要》明确提出，"把健康融入所有政策，加快转变健康领域发展方式，全方位、全周期维护和保障人民健康"。《国务院关于实施健康中国行动的意见》（国发〔2019〕13号）提出，"把提升健康素养作为增进全民健康的前提，根据不同人群特点有针对性地加强健康教育与促进，让健康知识、行为和技能成为全民普遍具备的素质和能力，实现健康素养人人有"。下一步，我们将继续落实第九届全球健康促进大会《健康城市

上海共识》，推进"健康上海"建设，充分发挥政府、社会、家庭和个人的健康责任，有针对性地加大健康促进与教育工作力度，继续加强健康促进县区建设、健康促进学校建设、健康促进机关、企业、医院建设以及健康社区和健康家庭建设等方面工作，有效提升居民健康素养水平。

（二）加强重点地区、重点人群、重点领域健康教育与健康促进工作

农村人群、45岁以上人群、低学历人群、家庭年收入10万元以下人群、农民和工人、患慢性病人群均为健康素养的薄弱人群。在对上述人群开展健康教育与健康促进时，应根据人群特点，采用其喜闻乐见的健康教育形式，制定适合其生活、工作规律的政策与健康促进措施。

针对农村/低收入/低学历人群，侧重开展传染病防治素养和基本医疗素养知识宣传，加强健康信息渠道建设，建立健全健康教育体系，加强传单发放和电视科普宣传。加强推广家庭医生签约制度，提供精准化健康教育服务，从而提高社区居民健康素养，提高健康生活意识，改善社区医疗服务效果。

针对中老年居民，可以利用居民健康自我管理小组活动，从顶层做好小组活动的规划、活动内容的制作、活动的管理与定期评估，可开展组织定期收看健康素养配套光碟等活动，系统地、有计划地提升其健康素养水平。

针对工人群体，考虑到工人群体工作环境的特殊性、获取健康知识的局限性，应有针对性地对其进行健康宣传与行为干预活动。此外，安监、卫生等部门也须加强服务、严格监管，提高工人群体的健康素养水平。

针对慢病人群，可利用微信等平台，通过微信、短信等形式在体检后实施健康教育，使其获得良好的健康指导和行为监督，从而改变该人群的自我保健意识，促进健康生活方式的形成。

（三）加强跨部门合作，推进多部门联动，开展健康科普

健康促进与教育作为一项系统的社会工程，要坚持"大卫生、大健康"的理念，从供给侧和需求侧两端发力，加强市级层面的健康科普资源库和专家库建设，与相关部门密切合作，建立健康科普知识的发布和传播机制，依托专业力量加强规范和引导。开展全民健康科普教育，把健康科普全面融入居民健康自我管理。医生在不同信息来源中信任程度最高，提高居民健康信息素养水平，需要提供更高质量的健康信息服务，可探索医务人员利用网络进行健康科普。倡导"每个人是自己健康第一责任人"的理念，持续提升居民健康素养与自我管理能力。

（四）做好居民健康素养动态监测与趋势预测模型研究，指导健康素养促进工作有的放矢

考虑到人口结构的变化，健康素养监测工作应综合历年健康素养监测数据，探究健康素养的主要影响因素，深入分析健康素养的薄弱方面，为科学高效地提升市民健康素养提供数据支持。结合往年监测结果，形成具有一定信度和效度的上海居民健康素养趋势预测模型，并在梳理分析健康素养促进工作成效的基础上，坚持问题导向，抓紧补齐短板，对需要解决的突出问题和需要完善的体制机制进行全面分析和归类，重点围绕健康素养的薄弱人群和薄弱方面，确定提高健康素养的优先项目，确保有计划、有重点地推进居民健康素养的提升。

（五）开展居民健康行为监测，落实改善居民行为生活方式的健康教育目标

健康教育的目标，是"促使人们建立和形成有益于健康的行为和生活方式"。《"健康中国 2030"规划纲要》也指出，要"健全覆盖全国的健康素养

和生活方式监测体系"。目前，我国开展的健康素养监测侧重于评估居民健康知识和技能的掌握情况，对健康生活方式与行为的监测也侧重于知识的考察而非实际行为。健康素养水平在不同程度上影响健康危险行为的发生风险，高的健康知识与技能水平并不必然形成健康行为。因此，在做好健康素养监测工作的同时，应开展居民健康行为监测，结合健康素养监测中对于知识与技能的居民掌握情况，共同为健康教育与健康促进中针对居民健康行为改善的干预措施提供参考。

分报告

上海公共场所控烟举措与成效

上海市健康促进委员会办公室　上海市健康促进中心

2019 年，《上海市公共场所控制吸烟条例》（以下简称《条例》）修正案实施进入第 3 年，各级健康促进委员会（以下简称"健促委"）依托多部门联合监管机制，强化控烟社会共治，深入推进《条例》宣传贯彻实施，进一步提升上海无烟、健康、文明的城市形象。

一、丰富宣传形式，扩大宣传平台，努力营造社会支持氛围

市、区两级健促委办公室（以下简称"健促办"）在电视台、移动电视、"上海发布"、"健康上海 12320"、"无烟上海"等媒体平台，小区宣传栏灯箱、地铁站点灯箱等媒介和平台开展控烟公益广告宣传，在滨江"外滩之窗"大屏、环球港双子楼大屏、世博源大屏、白玉兰广场大屏四个沪上地标及全市主要商圈户外大屏、交通枢纽等场所，多渠道、广覆盖地开展控烟公益宣传。以二手烟危害为核心科普信息的控烟公益广告于 5 月 31 日第 32 个世界无烟日前后持续 10 天在东方明珠移动电视 60000 多块电子屏幕投播，在各类商圈、楼宇电子屏投播近 63 万次，在全市 8000 余辆出租车后窗媒介投播 65 万余次，于 6 月上海国际电影节期间，在全市 16 个区的 47 家

影院放映控烟主题映前公益广告片。市体育局在体校内将控烟与反兴奋剂宣传相结合，提高了控烟宣传和管理工作成效；宝山区开展"爱上无烟宝山的1000个理由"征集活动，提高市民控烟意识和参与感；静安区成立控烟共治联盟，将"自下而上"的需求调研和"参与式设计"融入原本"自上而下"的组织动员模式，整合控烟戒烟利益攸关方的诉求和资源，发掘戒烟控烟的核心倡导者，影响带动更多身边的人戒烟或者在公共场所不吸烟；松江区开展校园控烟干预活动，重点加强职校、大学生控烟宣教，创新控烟科普宣传载体形式，制作《消除烟害，让生命归于自然》动漫，向社区、健康促进场所、企业以及执法部门发起控烟抖音制作活动邀请，多个单位积极参与；徐汇区持续推进"拒烟联盟体"建设，建立以企业为对象的"厂·无烟"控烟联盟体，加强企业整体控烟能力建设。

在第32个世界无烟日宣传活动期间，针对普通市民、专业人士和社会各界不同受众群体，市健促委、市卫生健康委员会抓热点、广覆盖，连续举办了三次不同形式的大型控烟系列主题活动。5月28日，举办上海市健康大讲堂暨解放健康讲坛世界无烟日专场活动，时任上海市卫健委副主任、上海市健康促进委员会办公室主任吴凡，上海交通大学医学院附属瑞金医院戒烟门诊专家、戒烟成功者、机场集团控烟志愿者共同讨论上海控烟工作历程、成果和戒烟新话题；5月30日，在长阳创谷举办"无烟上海·携手共建"2019年世界无烟日主题宣传活动，上海市卫健委主任邬惊雷和世界卫生组织官员施南博士参加活动，活动发布了2018年度上海市成人烟草流行调查数据，发布了首部由真实人物和故事拍摄的吸烟危害控烟公益广告片，正式启动上海无烟青春健康联盟，开展了现场戒烟咨询和义诊。5月31日，在虹桥机场航站楼举办世界无烟日快闪行动，来自各领域的控烟形象大使与上海无烟青春健康联盟各成员单位的青年代表以及歌手、舞蹈演员，共同为"无烟上海"展现闪亮风采。

上海市和各区健康促进专业机构积极开发创新控烟传播形式，制作多种形式的控烟传播材料，形成宣传资源工具包，如"烟草与肺部健康"主题海报、《吸烟的危害》读本、《帮你戒烟》读本、"无烟上海"主题明信片、控烟主题公益广告片等。上海市和各区健康促进专业机构还通过12320短信平台向市民发送《条例》核心信息及相关健康提示短信；举办"无烟上海·为爱启航"控烟亲子主题活动及"控烟园丁"和"控烟好少年"的评选活动，提倡家庭控烟的理念，通过小手牵大手，共同建设无烟上海；举办控烟青年说论坛，剖析了烟草危害，分享控烟经验，传播科学戒烟观念；创作了戒烟科普情景剧"烟之惑？焉知祸！"，并荣获"中华医学会科学普及分会2019年学术年会优秀科普作品奖"。

二、创新监管模式，加大执法力度，不断提升监管执法效果

市健促委联合控烟监管部门加大执法力度，将日常管理与控烟执法相结合，多措并举，提高监管执法成效。市卫生健康委卫生监督所提高公共场所监管覆盖率，通过集中执法和日常执法相结合，以医疗机构为突破口，建立了自查自纠机制，结合"无烟创建"，推动了一批卓有成效的社会共治模式，提高了控烟工作效率；上海机场集团加强各大机场巡查机制，组织民航监察支队定点、定时步行巡查，及时劝阻吸烟行为，各机场与所在区执法部门紧密配合，提高不同区域执法效率；市文化旅游局执法总队将控烟监管全覆盖至管辖范围内各类场馆，将三级联动巡查和日常检查相结合，在关键时间节

点中加强专项执法，对连锁型场所如KTV、酒店等查到一家后通报其总公司，以点带面，警示其他所有分支场所；市交通委在重要交通枢纽开展控烟专项执法行动，将控烟宣传工作融入执法；市市场监管局在推进放心餐厅建设工作中将控烟作为重要指标，通过餐厅内广告展示屏幕投放公益广告，通过行业协会推动绿色餐厅榜单公示机制；市铁路局在各大火车站的公共场所和工作场所开展分类管理和网格化管理，按照人流密度安排保洁频次和管理人员督导，加强常态化控烟检查，结合总体规划，建设无烟单位。

全市各区健促委办公室组织同级控烟监管部门制定细化执法方案，对辖区控烟重点、难点领域进行针对性监督执法，以综合执法、错峰执法等方式提高执法效率；在执法资源有限的情况下，注重与各类场所管理部门紧密合作，加强对场所控烟工作的业务指导，提高场所控烟管理水平。黄浦区卫生健康委卫生监督所与商务楼宇物业管理部门和单位紧密联动，对违规吸烟人员进行身份即时确认，一方面提高了执法效率，另一方面在楼宇中形成了良好的控烟共识，有效推进控烟工作长效机制的落实。闵行区市场监管局对餐厅违规吸烟人员和餐厅管理方未劝阻的事实采取拍照、执法记录仪录像等手段迅速固定证据，依法立案查处。青浦区健促办在联合执法活动中邀请区电视台对控烟联合执法进行全程报道，加大社会宣传力度。

为切实提高《条例》的执行力和法制威慑效应，市和各区健促办会同同级控烟监管执法部门每季度组织实施集中执法周活动，从市和区两个层面制定细化执法计划，针对性开展检查执法。以3月1日《条例》贯彻实施周年和世界无烟日为契机，在3月和6月分别开展为期一周的专项监督执法活动，以12345热线日常受理转办中反映控烟违规问题集中的场所、志愿者巡查中发现控烟违规问题突出的场所为重点，加大对中式餐饮包间、KTV场所包房、商务、写字楼厕所和消防通道、商业街、商业中心、娱乐、连锁酒店、出租车行业和公交、轨交站点等重点场所的执法检查力度，积极跟进控烟投诉的处理反馈；在 8 月对全市棋牌室和娱乐场所开展专项监督执法周活动；在 12 月，组织开展第四季度专项监督执法周活动，重点对公共场所室外控烟区域、餐饮场所、写字楼进行检查执法。

2019 年，全市有关控烟监管执法部门共检查单位 300446 家，处罚单位 1170 家，较上年同期增加 14.3%，处罚个人 1158 人，较上年同期增加 30.7%，罚款金额分别为 2605150 元和 83600 元，罚款总金额为 2688750 元，较上年同期增加 13.5%。

三、开展综合管理，加强社会共治，继续推进无烟环境建设

各级健促办、健康促进专业机构会同相关部门围绕重大活动、重点行业和各类单位的无烟环境建设，依据《条例》及相关规定，采取不同策略予以推进。

一是确保第二届中国国际进口博览会期间控烟措施落实到位。为营造无烟上海、健康上海的良好城市形象，切实做好国家会展中心和相关重点场所的控烟工作，市健促办组织市健康促进中心、国家会展中心、青浦区卫健委和相关执法部门召开进博会控烟工作协调会，重点讨论了进博会期间控烟工作，对场所环境布置、禁烟标识张贴、控烟志愿者培训、劝阻违规吸烟和引导、室外吸烟点设置、控烟宣传等多方面进行综合评估和讨论，向国家会展中心提交了《关于商请解决进口博览会期间国家会展中心控烟相关问题的函》，并跟进落实改进事宜。市健促办在此次进博会期间首次设立控烟专职

57

志愿者，包括48名志愿者和8名带队专业人员，开展控烟巡查、劝阻违规吸烟和宣传引导等工作。

二是促进重点场所提升无烟环境建设水平。根据中共中央办公厅、国务院办公厅《关于领导干部带头在公共场所禁烟有关事项的通知》要求和原国家卫生部对于医疗卫生等机构创建无烟单位的相关要求，市健促办组织专业机构对各级各类机关、卫生健康单位定期开展无烟环境督导。上半年度、下半年度对3个市政府集中办公点各开展一轮暗访，第三季度对16个区政府集中办公点、部分街道（镇）政府办公地开展暗访，共抽查上述场所9种类型、2596个室内点位；暗访本市卫生健康系统各级各类单位（包括市区两级卫生健康行政部门，公共卫生机构、计生单位和医疗机构）共132家。通过对控烟状况打分"排名"、对发现的问题通报"点名"，切实推进政府机关和卫生健康系统当好无烟环境建设表率。

三是推进各类场所开展无烟示范单位创建。根据《条例》修正案、《上海市文明单位创建管理规定》及《关于下发〈上海市无烟单位规范化管理工作方案〉的通知》要求，各级健促办、健康促进专业机构把无烟示范单位建成与否作为健康促进场所创建的重要内容，并依托行业协会继续推进全市无烟示范单位建设，对复审不合格单位实行退出机制，2019年共收到71家单位申报新创无烟单位，并对110家无烟单位进行复审。

四是鼓励社会各界力量参与控烟戒烟活动。各级健促委在同级人大、政协的支持下，继续发挥实名制控烟志愿者和部分行业监督力量的合力，聚焦控烟难点和问题场所开展控烟巡查劝导，坚持推广以社会监督与行政监管紧密联动为特点的控烟执法建议书制度。全年全市控烟志愿者共检查公共场所130741户（次），向监管部门提出处罚（罚款）建议374例，经执法部门根据上门查实，实际采纳 215 例，采纳率为 57.5%，为执法部门提高执法效率提供了有力支持。

五是进一步加大对 12345 控烟投诉举报的后续跟踪和评估，落实督导、巩固和整改，建立可持续的控烟社会共治长效机制，加强重点场所的控烟工作。市健促办会同专业机构开展"12345 控烟投诉重点场所暗访"项目，依托 12345 控烟投诉热线数据库，完成 12345 工单数据库的清理与挖掘，进一步了解和评估各重点投诉场所的控烟状况，建立工单筛选评分标准，开展项目评分设计与复测，结合暗访结果，形成报告并提出整改建议，有针对性地推进无烟场所建设。

四、完善培训课程，加强能力建设，构建戒烟服务网络

市健促办会同专业机构和相关部门、单位结合中央转移支付项目和基本公共卫生服务项目的执行，加强专题培训，努力推进戒烟服务能力和控烟工作能力的进一步提升。

为贯彻落实《健康上海行动（2019—2030 年）》控烟行动，深入推进上海市戒烟服务网络建设，提升专业人员戒烟服务能力建设，提供更规范、专业的戒烟指导和干预，市健促办会同市健促中心组建核心师资团队，分别在 9 月和 11 月开展控烟知识技能专题培训，并在此基础上组织专家完善标准化培训课件。培训对象包括全市开设或计划开设戒烟门诊的综合性医院戒烟门诊负责医生、致力于戒烟服务的临床医生、戒烟培训核心师资成员，除上海学员外，还有来自江苏、浙江、安徽等长三角区域省市以及来自云南、广西、河南、湖北等其他省市的学员。

五、汇总监测数据，开展纵横比较，客观评价依法控烟效果

2019年4—6月，市健促委委托市健促中心开展《条例》实施情况监测。本次监测开展于《条例》（修正案）实施后的两年，全市共监测16个区的1786个场所，每个场所分别调查管理者1名、工作人员10名和拦截人员10名，共调查33912名人员。

结果显示：一是场所的控烟状况进一步改善。"无烟具"场所、"无烟蒂"场所和"室内无吸烟室"场所的比例分别为94.6%、89.6%和98.9%，较2018年9月分别上升0.9个、1.1个和0.9个百分点。二是场所内吸烟发生率进一步降低。本次监测结果为14.3%，与2018年9月相比下降了1.1个百分点。"对吸烟行为有人劝阻或执法"的场所比例从49.3%上升到54.5%，提高了5.2个百分点。三是拦截人员和控烟场所工作人员对《条例》知晓率均有所提高，分别提升0.6个和0.5个百分点。四是禁烟场所内工作人员过去7天在工作场所遭受过被动吸烟的比例，从2018年的15.5%下降到12.9%。

《上海公共场所控制吸烟条例》实施情况监测报告

上海市健康促进委员会办公室　上海市健康促进中心

2019 年 4—6 月，上海市健康促进委员会办公室委托上海市健康促进中心开展了《上海市公共场所控制吸烟条例》（以下简称《条例》）实施情况监测，主要用于分析及掌握在《条例》（修正案）出台后各类公共场所执行《条例》的情况，场所内拦截人员对《条例》的知晓和支持情况，以及场所内工作人员的控烟知识知晓情况等信息。

一、监测的基本情况

在监测样本方面，2019 年监测方案及调查问卷与 2018 年基本一致。监测对象涵盖了《条例》规定的 14 类禁烟场所。全市共有效监测 16 个区的 1786 个场所。每个场所分别调查年龄 15—69 岁的管理者 1 名、工作人员 10 名和拦截人员 10 名，共调查 33912 名人员。其中，16710 名管理者及工作人员和 17202 名拦截人员；男性 48.8%，女性 51.2%；15—29 岁人员占 30.8%，30—49 岁人员占 47.7%，50—69 岁人员占 21.5%。

监测采用观察和问卷调查相结合的方式。环境监测采用观察法：监测人员以顾客身份在固定时间段进入监测场所，观察 30 分钟，记录该场所内控

61

烟资料、警示性图片和禁烟标识的张贴，烟具、吸烟区和举报电话的设置，该时段内客流量、场所内吸烟人数及是否劝阻吸烟行为等，同时观察"学校"、"卫生健康机构"、"政府机关事业单位"和"楼宇、生产型企业"内保安和工作人员的吸烟情况，以及这些场所的食堂和男厕所等易出现吸烟现象区域的吸烟情况。场所内人员监测采用问卷调查法：由调查员询问被访者后如实填写完成。调查的主要信息为人员的吸烟情况、烟草相关的知识和态度、《条例》的知晓和支持情况以及对场所控烟工作的满意状况等。

在监测内容方面，主要有三个层面：《条例》贯彻实施情况、《条例》的知晓和能做到或支持室内全面禁烟的情况、场所内工作人员对控烟知识的知晓情况。

二、主要监测结果

（一）《条例》贯彻实施情况

1．禁烟场所的控烟状况

总体来看，禁烟场所的控烟状况都较 2018 年有所进步。

从分析结果看，2019 年"无烟具"场所比例从 93.7% 上升到 94.6%，其中"卫生健康机构"、"商业营业场所"、"公共交通工具"以及"机场、客运站"均为 100%，最低的依然是"休闲娱乐场所"（86.1%），进步最大的是"商业营业场所"（比 2018 年增加了 5.9 个百分点）。

与 2018 年相比，"无烟蒂"的场所比例从 88.5% 上升到 89.6%。"无烟蒂"场所比例最高的是"机场、客运站"（100.0%），"休闲娱乐场所"的"无烟蒂"场所比例依然最低（77.9%），进步最快的是"机场、客运站"（较 2018 年上升了 11.1 个百分点）。

"室内无吸烟室"的场所比例从98.0%上升到了98.9%。其中，"未成年人活动场所"、"卫生健康机构"、"体育健身场所"、"公共文化场馆、对外开放对外文物保护单位"、"公用事业、金融机构"、"商业营业场所"、"楼宇"和"机场、客运站"是100%无室内吸烟室，"生产型企业"无室内吸烟室比例最低（95.8%），且改进幅度也是最大的，较2018年上升了5.8个百分点。

"政府机关事业单位"、"公用事业、金融机构"、"商业营业场所"、"机场、客运站"这几类场所的"无烟蒂"、"无烟具"和"室内无吸烟室"比例均有所上升。

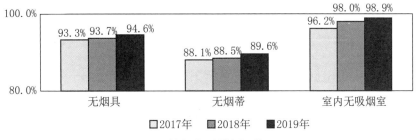

图1 禁烟场所控烟状况1

禁烟场所内吸烟发生率为14.3%，与2018年的15.4%相比，下降了1.1个百分点。其中，"体育健身场所"的场所吸烟发生率最低，为2.0%；场所吸烟发生率最高的仍然是"休闲娱乐场所"，达到30.1%，与上年同期基本持平；"机场、客运站"的场所吸烟发生率下降最多，下降了10.4个百分点。退步最明显的是"商业营业场所"，场所吸烟发生率上升了5.9个百分点。

与此同时，"对吸烟行为有人劝阻或执法"的场所比例较2018年有一定幅度上升，从49.3%上升到54.5%。"公共文化场馆、对外开放的文物保护单位"和"机场、客运站"情况最好，其中"卫生健康机构"出现了场所吸烟发生率上升，而对吸烟行为有人劝阻或执法的比例下降的情况。

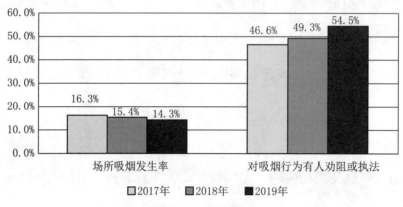

图 2 禁烟场所控烟状况 2

2. 禁烟场所的控烟措施

总体来看，禁烟场所内张贴控烟宣传资料的比例较 2018 年有所下降，但禁烟标识和举报电话设置方面有所提升。

张贴宣传资料比例为 77.1%，较 2018 年下降了 2.4 个百分点。其中，最高的依然是"卫生健康机构"（98.2%），最低的是"商业营业场所"（64.7%）。上升幅度最大的是"公共交通工具"，上升了 3.9 个百分点。其中，"控烟劝导三步法"公益海报张贴情况方面，张贴率为 54.5%，较 2018 年同期下降了 2.8 个百分点。张贴率最高的依然是"卫生健康机构"（79.5%），最低的是"生产型企业"（35.4%）。

禁烟标识方面，较 2018 年上升了 0.6 个百分点。其中，"公用事业、金融机构"、"商业营业场所"和"机场、客运站"均达到了 100% 的张贴率，而"生产型企业"的比例最低，为 91.7%。"公共交通工具"进步最明显，上升了 9.0 个百分点。

举报电话设置方面，较 2018 年上升了 0.8 个百分点，其中仅"体育健身场所"、"生产型企业"和"公共交通工具"的设置比例依然在九成以下，分别为86.0%、81.3%和74.4%。其他禁烟场所举报电话设置率都在90.0%以上。进步最大的是"公共文化场馆、对外开放对外文物保护单位"，上升了8.2个百分点。

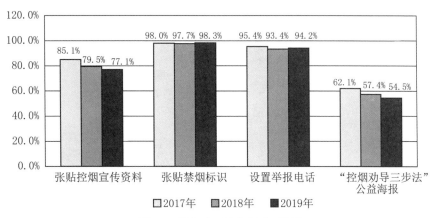

图3 禁烟场所内控烟措施

此外，针对"学校"、"卫生健康机构"、"政府机关事业单位"和"楼宇、生产型企业"的调查发现，卫生健康机构保安吸烟发生率较2018年上升了1.2个百分点，学校和政府机关保安吸烟发生率均有小幅下降（分别下降了0.5个和0.8个百分点）；特定办公室中，教师办公室和商务楼宇办公室的场所吸烟发生率有所下降（分别从1.2%和6.1%下降至0.0%和4.0%），政府机关办公室的场所吸烟发生率依然为0.0%，与2018年持平；医务人员办公室和生产型企业办公室场所吸烟发生率有小幅上升（分别从0.0%和10.0%上升至0.6%和10.4%）；男厕所方面，卫生健康机构男厕所和政府机关男厕所场所吸烟发生率均有所上升（分别从1.8%和0.0%上升到3.5%和3.8%），商务楼宇和生产型企业男厕所吸烟发生率分别较2018年下降了4.2个和5.9个百分点；学校食堂吸烟发生率较2018年上升了0.6

个百分点，政府机关食堂场所吸烟发生率依然维持在 0.0%；医院手术等候区的吸烟发生率从 1.2% 下降到了 0.0%，门诊大厅的吸烟发生率从 0.0% 上升到了 0.7%；政府机关事业单位会议室的吸烟发生率依然为 0.0%，保持较好。同时值得注意的是，《条例》修正案出台两年多，室内工作场所全面禁烟的要求在商务楼宇和生产型企业中总体表现出改善趋势，无论是办公室的吸烟情况还是其男厕所及电梯等候区和楼梯间的吸烟情况总体呈下降趋势。

（二）禁烟场所内拦截人员情况

1. 控烟知识的知晓情况

本次拦截人员对于"吸烟导致中风"、"过滤嘴不能降低吸烟危害"、"被动吸烟危害不比主动吸烟危害小"和"人人享有无烟环境权利"四大知识的知晓率分别为 69.0%、38.1%、65.3% 和 95.5%，知晓率情况虽略有小幅波动，但总体知晓率情况与之前调查相似。

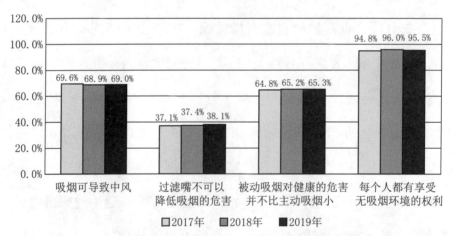

图 4　禁烟场所内拦截人员控烟知识的知晓情况

2.《条例》的知晓情况

拦截人员对《条例》的知晓率较 2018 年上升了 0.6 个百分点，为

88.3%。14 类场所的条例知晓率除"公共文化场馆、对外开放对外文物保护单位"、"政府机关事业单位"、"楼宇"和"公共交通工具"外，其余 10 类均有不同程度上升，其中，知晓率最高的是"体育健身场所"（92.3%），最低的依然是"机场、客运站"（82.5%）。

3.《条例》的支持情况

在问及"是否会做到或支持室内全面禁烟"方面，99.3% 的拦截人员给出了肯定的答案，与 2018 年基本持平。其中，支持率最高的是"体育健身场所"、"生产型企业"和"机场、客运站"（均为 100.0%），最低的是"楼宇"（98.7%）。

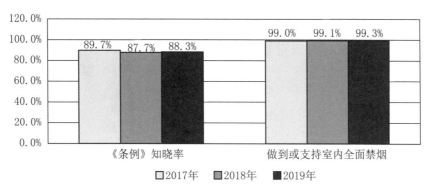

图 5 禁烟场所内拦截人员对《条例》知晓和室内全面禁烟支持情况

（三）禁烟场所内工作人员情况

1. 控烟知识的知晓情况

本次工作人员对于"吸烟导致中风"、"过滤嘴不能降低吸烟危害"、"被动吸烟危害不比主动吸烟危害小"和"人人享有无烟环境权利"四大知识的知晓率分别为 75.5%、42.6%、70.8% 和 96.8%，知晓率情况虽略有小幅波动，但总体知晓率情况与之前调查相似。14 类场所中，仍然是"卫生健康机构"工作人员的知识知晓率相对较高。

67

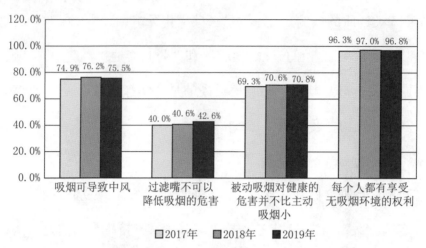

图6　禁烟场所内工作人员控烟知识的知晓情况

工作人员对《条例》的知晓率较2018年上升了0.5个百分点，为94.7%。其中，知晓率最高的是"卫生健康机构"（98.2%），最低的是"机场、客运站"（89.5%），上升幅度最大的是"未成年人活动场所"，较2018年上升了4.2个百分点。

2.《条例》的支持情况

在问及"是否会做到或支持室内全面禁烟"方面，99.7%的工作人员给出了肯定的答案，与2018年基本持平。14类场所工作人员中，表示能做到或支持室内面禁烟的均超过9成。

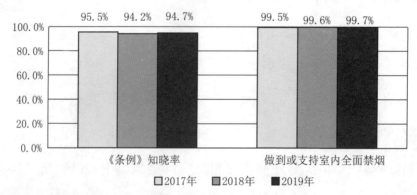

图7　禁烟场所内工作人员对《条例》知晓和室内全面禁烟支持情况

3．被动吸烟情况以及工作场所的吸烟规定

数据显示，禁烟场所内工作人员过去 7 天，在工作场所遭受过被动吸烟的比例从 2018 年的 15.5% 下降到 12.9%。14 类场所中，"未成年人活动场所"的工作人员有 96.5% 表示在过去 7 天没有遭到二手烟的侵害，位居第一；最低的是"休闲娱乐场所"，仅 76.0%。

另外，在吸烟规定方面，32.7% 的工作人员表示所在工作场所任何地方都不允许吸烟，这个比例较 2018 年降低了 0.9 个百分点。

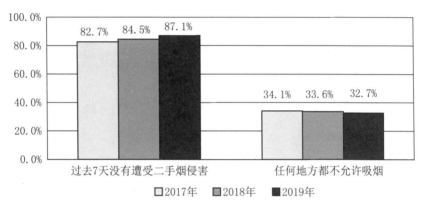

图 8　禁烟场所工作人员被动吸烟情况以及工作场所的吸烟规定

后疫情时代上海养老机构发展的优化与完善

于 宁*

随着新冠疫情防控进入新常态，上海养老机构也在疫情来袭的冲击与洗礼中迎接着新的挑战与机遇。人口老龄化的进程不因疫情而停歇，后疫情时代上海养老机构的发展也需要更进一步的优化与完善。

一、新冠疫情带给上海养老机构的挑战与机遇

（一）挑战：护理人员短缺，老人心理脆弱，防控成本上升

1．护理人员短缺

随着上海人口老龄化进程的加速，养老护理人员长期不足成为养老机构的一大困局。就国际标准而言，机构养老护理员与被护理老年人数之比通常为1:2或1:3，上海则普遍在1:4以上（根据作者调研数据显示，浦东新区为1:4.3，杨浦区为1:4.6），养老服务的供需缺口比较明显。此次突发新冠疫情更是加剧了养老护理人员短缺问题。

以上海户籍老年人口数量最多的中心城区杨浦区为例，全区1448名养老机构护理员中，上海户籍者不到4%，外省市户籍者超过96%。由于养老

* 作者系上海社会科学院科研人员。

机构护理人员多数来自外省市农村地区，随着疫情演化，各地联防联控，封村封道，很多人员春节回家不能如期返回，而且返回后还要隔离观察一段时间才能到岗复工。① 上海红日及亲和源等养老机构的在线调查显示，由于多数一线护理人员和中层管理人员被阻隔在外地，最长离岗超过一个月，因此，整个春节假期，养老机构的核心管理层全部进入一线处理各种事务，通常每天只能休息三四个小时，处于高负荷工作状态，一线护理人员严重短缺问题使养老机构正常运转难以为继。

2．老人心理脆弱

春节以来，在疫情最严重的两个月时间内，为保障入住老人的生命安全与身体健康，上海市民政局对所有养老机构一律实行全封闭管理，暂停亲属探望，暂停家属送餐，暂停快递员、外卖员、送药员等入院，暂停招录新员工，暂停接收新老人。

以往适逢春节，许多住在养老机构的老人会被接回家过年，或者有家人前来机构陪同过节。而 2020 年封院后，由于家人不能前来探视，老人闹情绪或心理不适者大大增加；同时，由于老人看不到外面疫情的严峻形势，信息相对又不太灵敏，护理人员需要花费大量精力向他们解释并安抚他们，处理不当容易引起情绪恐慌和失控，导致食欲不振和通宵失眠，免疫力和抵抗力低下，更容易导致慢性病和传染病高发。此外，有些家属对封院措施也不太配合，所有这些都大大增加了工作强度。

随着防疫工作取得进展，目前上海养老机构已实行了预约探视，恢复了新招护理员、新收住院老人，过渡到常态化防疫中。然而，疫情最严重时期

71

① 罗守贵：《新冠病毒肺炎对养老行业的影响及相关建议》，http://feng.ifeng.com/c/7u1p0ZbruJX，2020 年 2 月 12 日。

引起的老人心理与情绪问题还需要进一步安抚与疏导。

3. 防控成本上升，收入下降

本次疫情发生后，各养老机构高度重视，严格的防控措施也导致成本大增。以示范性公办养老机构杨浦区社会福利院为例，从常规运营来看，每年人力成本占运营成本的比重达75%—80%，将护理费收入全用于人员成本后，2018年当年还亏300万元，缺口需由财政补贴。此次疫情防控期间，养老机构为做好日常防护消杀工作，高价采购口罩、消毒剂、手套等，并加大公共卫生清洁的力度。部分机构反映，其日常医用消耗品的支出是以往的接近十倍，日常餐饮成本也增加较多，这些都大大提高了运营成本。即便如此，由于非常时期防疫用品紧缺，到处求购亦难解决，相关人员身心俱疲。例如，杨浦区社会福利院就在2020年2月通过其微信公众号等渠道发布信息，披露院方当前紧缺口罩、酒精、消毒液等医疗资源，向社会号召爱心企业捐赠援助，疫情带来的严峻考验由此可见一斑。

公办养老机构尚且运营艰难，民办养老机构更是陷入前所未有的困境之中。民政部2020年第二季度例行新闻发布会消息指出，新冠肺炎疫情对民办养老服务机构的影响巨大。据民政部抽样调查，与同期相比，民办养老机构收入减少20%左右，平均支出增加20%至30%，压力陡增。

根据清华大学公共健康研究中心等单位对包括上海在内的全国14省市29家不同类型养老机构（包括公办公营、民办民营和公办民营）进行的调查数据来看，仅有37.9%的养老机构防疫物资能够满足需求，75.9%的养老机构生活物资能够满足需求，100%的养老机构运营成本增加，58.6%的养老机构获得社会支持救助。

养老机构经济压力上升的具体原因主要有以下几个方面：第一，封闭期间，根据疫情防控要求，返院的老人和员工需进行多日单间隔离，由此增加了养老机构的空间需求和医疗成本；第二，养老机构对员工中的新冠肺炎患者以及老家在高风险地区不能返院的员工要照常发放工资，这方面的人力成本没有减少；第三，对封闭期间不能回家的员工，还需给予一定的物质奖励，同时也要对其家人给予适当的关心和帮助，这些额外支出也成为封闭期的新增成本；第四，疫情防控期间尤其是初期阶段，受到市场供需影响，防疫物资和生活物资价格上涨，必然大幅增加运营成本；第五，疫情防控期间销售工作受到极大影响，新的床位不能推向市场，新签约的客户不能入住，收入减少与支出增加形成鲜明对比。与上述增加的运营成本和大幅减少的经济收入相比，社会救助只是杯水车薪，帮助养老机构尽早实现正常运营与收支平衡才是根本之策。

（二）机遇：机构养老优势显现，养老服务业前景广阔

由于老年人群体免疫力低下，对抗病毒抵抗力较弱，因此，新冠肺炎等传染病对老年人有更大伤害，一旦遇到疫情，就会对居家养老产生强烈冲击。相比之下，疫情期间大部分养老机构采取了全封闭管理，不与外界接触，同时配备有专业医护人员，日常消杀和风险防控都比较充分，相比居家养老的老人能得到更好的保护。此次疫情也显示出机构养老的优势，并凸显养老行业发展的巨大空间。

尽管疫情对养老服务业带来了巨大冲击与考验，但是，由于我国人口老龄化加速发展的进程并未因疫情停步，因此养老服务需求基本面并未产生变化。根据国务院关于促进养老服务业发展的若干意见，养老服务业是我国经济转型升级的几大支柱产业之一，我国养老产业市场规模超过 2 万亿元，养老服务业依然前景广阔。

上海作为全国最早步入老龄化社会的城市，2019 年底全市户籍人口中

73

60 岁及以上老年人口已高达 518.12 万人，占户籍总人口比重为 35.2%。根据预测，2030 年上海户籍人口中 40% 将是老年人，同期上海常住老年人口规模也将达到历史峰值，常住人口老龄化率为 19.2%，届时上海将成为全球老龄化程度最高的城市之一。养老服务与照护需求的日益增长不仅对上海养老服务业带来了严峻挑战，同时也带来了潜在的市场机遇与广阔的发展空间。

二、促进后疫情时代上海养老机构发展的对策与建议

（一）加强护理人员队伍建设，心理干预、规模建设、结构优化相结合

1. 心理干预适时介入

疫情期间超负荷工作多日的养老服务人员基本上处于应激状态，随着后疫情时代防控进入常态化，之前积累的心理问题随时可能爆发，不仅对个人和家庭，也会对整个养老行业带来难以预期的后果。

国家卫健委发布的《关于印发新型冠状病毒感染的肺炎疫情紧急心理危机干预指导原则》，为各地开展新型冠状病毒感染的肺炎疫情相关心理危机干预工作提供了科学指导。面对疫情，需要进行心理干预的人群根据受到疫情影响大小不同分为四级。封闭式管理的养老机构内部的老年人和工作人员基本属于第四级人群。

因为防疫工作压力比较大，消毒工作频率的增加，人手不足和对疫情的恐惧都会造成员工情绪上的紧张，所以目前机构的管理人员和工作人员往往会出现盲目消毒，过度防护造成的恐惧、焦虑等情绪。[1] 从人的心理特点来分析，相较于"好消息"，人们本能地会对所谓的"坏消息""危险信息"更

---

[1] 《封闭管理的养老机构，老人及员工心理疏导该怎么做？》http://www.tjjsad.com/article/104501.html。

敏感，而现在新媒体手段的便捷，又加速了这种情绪的传播。在这种情况下，恰当的方式是，不突出那些易让人产生抑郁情绪的信息，而要更加凸显客观、科学的信息，传递乐观积极的信息。建议医疗卫生部门、志愿者及时介入养老机构员工的心理干预，通过组织减压小组，开展情绪疏导，为员工传递信心，给员工加油鼓劲。

2．常规建设常抓不懈

养老护理人才队伍建设的常规工作应当常抓不懈，根据作者前期对杨浦区与浦东新区的实地调研，建议在以下几个方面加强建设，扩大养老护理人才队伍规模。（1）提升薪酬待遇，提供入职补贴，提高配套激励。（2）住房政策优惠，积分落户优待。（3）做好长期护理保险政策衔接工作，保障养老机构与长期护理站的护理员同工同酬。（4）学校委培扩大优质生源，在职培训加大补贴力度。（5）荣誉表彰示范引领，人文关怀全面覆盖。

3．"共享员工"探索尝试

养老护理人才队伍建设不仅体现在规模扩大上，还体现在结构优化上。"共享员工"模式可作为一种新型用工模式进行探索与尝试。常州九如城集团的实践经验为此提供了有益参考。在疫情发生之初，九如城在集团内部协调各板块员工共享，比如社区居家团队因受疫情影响不能上门服务，造成的人员富余就用来补充机构人员的不足，大大提升了人力资源配置的效率。受此启发，整个养老机构可在相关主管部门的协调管理下，在同行业、关联行业以及无关联的不同行业之间寻求"共享"的可能，让人力资源得以最大化利用，解决养老行业"用工荒"的同时，也能缓解社会就业问题。

（二）大力发展嵌入式养老机构，提高机构养老服务灵活性

超大型城市寸土寸金，老年人高度集聚，十分注重家庭带来的安全感、

亲情感和归属感，因此期盼在熟悉的环境里安养晚年。研究表明，大多数长者愿意选择离家较近的照护服务机构。由此可见，社区嵌入式养老将成为今后上海养老模式的首选符合现实市情民意。与此同时，此次疫情防控期间，养老机构相比于居家养老与社区养老服务而言，体现出明显优势，市场对机构养老模式也更加重视。所以，我们应当在原有基础上提高嵌入式社区居家养老服务层次，大力发展社区嵌入式养老机构，提供多样化、人性化、精细化、精准化照护服务。

首先，现有的养老机构根据服务需求和自身能力，在老年病医院、康复医院、护理院基础上提供更多的护理型养老服务，与二级以上综合医院开展对口支援、合作共建。

其次，养老机构要转变自身角色与职责定位，活动不局限机构内，需要走出去开展延伸服务，更要推动医疗卫生服务延伸至社区、家庭，让养老机构成为活跃在居家社区服务连续整合的行业主体。

（三）多渠道提供扶持措施，保障养老机构适应疫情防控新常态

1. 财政金融补贴扶持

针对受疫情冲击的影响程度，要对养老行业制定相应的政策和措施。除了国家和各地近期出台的税收减免、租金减免等措施外，对养老机构要额外增加非常时期的财政补贴与金融扶持措施，确保养老机构不因疫情冲击而倒闭。具体可在以下几个方面制定相应措施。第一，暂缓养老机构为员工缴纳社保；第二，财政部门对日常医疗易耗品提供部分补贴，可根据养老机构信用情况先发放补贴，疫情结束后再补充评审；第三，疫情防控期间给予养老机构水电暖煤气等特殊补贴；第四，给予疫情防控期间在岗护理人员岗位补贴；第五，给予养老机构信贷融资政策支持。

2. 建立风险预案机制

国家和各级地方政府应针对养老机构制定重大公共卫生事件（如传染病）的专门预案，在测、报、防、抗、救、援六个环节有系统的应对方案。[①] 而每一家养老机构都应当建立或完善应急小组制度，设立相应的负责人分别负责员工安置与防疫、紧急上报、物资分配、资金调度等。另外，还要不定期组织养老机构针对应急预案的演习、培训，加强风险防控意识，且高效传导到企业末端的每一名员工。

3. 医疗资源充足供给

随着年龄增长，人的患病风险上升，消耗的医疗资源也更多，这是生命周期的自然规律。中国卫生健康统计年鉴显示，2013 年 65 岁及以上年龄别两周患病率是 45—54 岁的 2.56 倍，是 35—44 岁的 5.02 倍，是 25—34 岁的 10.91 倍。卫生部也有过统计，60 岁及以上老年人慢性病患病率是全部人口患病率的 3.2 倍，老年人消耗的卫生资源是全部人口平均消耗卫生资源的 1.9 倍。以上海市常住人口为统计口径，不到 20% 的老年人发生的门急诊人次、出院人数分别约占全市总量的 60%、45%，门急诊费用和住院费用分别占全市总量的 60%、50% 以上。[②] 由于养老机构的服务对象均为老年人，因此，养老机构对于医疗资源的需求仅次于医院，疫情防控期间，民政部门可根据日常入住老人的数量分析充分掌握各机构物资需求，同时要求每家养老机构统计物资情况，根据实际情况组织资源调配予以支持，避免各机构防控物资匮乏以及在市场抢购引起人力物力的过度消耗。

[①] 《新冠疫情，对健康养老服务业的影响与对策》，http://www.jkgls.com.cn/htm/cy/1377.html。

[②] 《老年人消耗的医疗资源分析：基于上海市医疗机构数据》，http://d.wanfangdata.com.cn/periodical/zgwsjj201804019。

上海健康服务高质量发展迈上新台阶

上海社会科学院健康服务业课题组

2019 年，上海大力推进健康上海建设，实施健康上海行动（2019—2030 年），持续推进"健康服务业 50 条"，基本医疗服务体系不断完善，社会办医品牌效应逐步显现，健康服务业新业态不断涌现，健康产业有序发展，全市各医疗机构诊疗总次数 2.8 亿人次，主要健康指标进一步改善，平均期望寿命达到 83.66 岁、婴儿死亡率 3.06‰、孕产妇死亡率 3.51/10 万，继续保持发达国家和地区领先水平。

一、基本医疗卫生服务体系不断完善

上海持续推进三级甲等医院—区域性医疗中心—社区卫生服务中心三级基本医疗卫生服务体系基本定型。

三级医院甲等医院方面。推进肿瘤医院、儿科医院、华山医院、妇产科医院、中山医院、五官科医院 6 家部属医院建设项目进度。深化公立医院改革，持续推进现代医院管理制度建设，党委领导下的院长负责制全面有序推进落实。开展医院章程试点工作，中山医院、妇产科医院、第十人民医院、仁济医院、肺科医院、龙华医院 6 家国家试点医院全部拟定医院章程，医院外部治理、内部管理制度更加明晰。制定印发《上海市三级公立医院绩效考核工作实施方案》，推动三级公立医院在发展方式上由规模扩张型转向质量效益型，在管理模式上由粗放的行政化管理转向全方位的绩效管理。

区域性医疗中心方面。出台《关于提升区域医疗服务能级完善分级诊疗制度的实施意见》，坚持"顶天立地强腰"，推进区域性医疗服务圈建设，制定上海市区域性医疗中心服务能力标准，按照服务能力较强、覆盖人口多、辐射范围大、分级诊疗基础好等标准，确定了首批区域医疗中心25家，以支持远郊医院为主，同时，确保16个区"全覆盖"。

表1　上海市第一批区域性医疗中心建设名单

序号	区　划	医　院
1	浦东新区	浦东医院、公利医院、浦东新区人民医院、周浦医院
2	黄浦区	市九医院黄浦分院
3	静安区	静安区中心医院
4	徐汇区	徐汇区中心医院
5	长宁区	同仁医院
6	普陀区	普陀区中心医院
7	虹口区	第四人民医院
8	杨浦区	杨浦区中心医院
9	宝山区	宝山区中西医结合医院、仁和医院、市一医院宝山分院
10	松江区	松江区中心医院、方塔医院
11	闵行区	第五人民医院、闵行区中心医院
12	嘉定区	嘉定区中心医院
13	金山区	金山医院、市六医院金山分院
14	青浦区	中山医院青浦分院
15	奉贤区	奉贤区中心医院、奉城医院
16	崇明区	新华医院崇明分院

基层卫生服务方面。强化基础设施建设，制定新一轮社区卫生服务机构功能与建设指导标准，在社区居民活动场所、居住小区、功能社区等地设置85家智慧健康驿站，居民健康账户在"健康云"App上线，通过健康驿站为居民提供更好的健康管理服务。打造社区健康服务体系，印发《关于加强本市社区健康服务促进健康城市发展的意见》，明确社区健康服务发展目标、主要任务与职能分工，发布全市首张社区健康服务清单——《社区健康服务清单（2019年版）》，广泛开展宣传与推广；完善社区服务规范管理，完成全市社区卫生服务综合评价。开展"优质服务基层行"活动，全市社区卫生服务中心142家达到国家基本标准，97家达到国家推荐标准。全面实施社区卫生服务中心午间延时门诊与双休日门诊，满足在职、在校人群错时医疗服务的需求。制定《上海市家庭病床服务办法》，规范服务行为，扩大服务供给，加强质量控制，提升服务质量，促进家庭医生服务市场发展，更好满足居民居家服务需求。探索社区卫生服务中心平台与功能社区内设医疗机构紧密协作机制，研究制订相关工作规范。

此外，院前急救服务方面。上海以市政府实事项目为重要抓手，加快推进院前急救工作，2019年上海7个区新建10个医疗急救分站，其中，闵行区、浦东新区、青浦区各2个，徐汇区、嘉定区、奉贤区、金山区各1个。全市急救分站已从2015年的127个增长为175个，救护车辆达到每3万人一辆救护车，增加新生儿专用救护车辆26辆，全年急救车次89.44万车次，同比增长9.4%，急救人次79.71万人次，同比增长7.8%，全市急救平均反应时间缩短为12.4分钟。

二、畅通三级医疗服务体系运行机制

2019 年，上海继续推进和完善以家庭医生制度为基础的分级诊疗制度建设，通过医疗联合体、"互联网＋医疗"等手段畅通医疗服务体系。全市门急诊人次达到 2.66 亿人次，同比增长 2.14%，其中急诊病人 1924.14 万人次，占门急诊总量的 7.22%。医院门急诊人次分布方面呈现基本均衡态势，市属三级医院、其他医院以及社区卫生服务中心分别占 32.21%、31.84% 以及 31.56%。

"量质并举"推进家庭医生"1+1+1"签约服务。做实家庭医生签约服务，稳步扩大家庭医生签约覆盖。继续落实对老年人、慢性病居民、儿童等重点人群的签约覆盖，将家庭医生"1+1+1"医疗机构组合签约范围从医保对象拓展至常住人口，研究对学生、在职人群等不同群体针对性的签约覆盖策略与路径，探索多种形式结合，走进工业园区、楼宇、校园，为产业工人、白领、学生等人群提供家庭医生签约服务。不断提升家庭医生签约服务内涵与质量，确保家庭医生定期主动联系签约居民，加强主动健康指导等要求，规范家庭医生线上签约流程。研制本市家庭医生签约服务规范，开展家庭医生签约服务专项督查，建立基于信息化的家庭医生签约服务质控机制。规范落实家庭医生签约服务费。2019 年，签约居民 756 万人，常住居民签约率超过 30%，签约居民年内门诊就诊 70% 在签约医疗机构组合内，55%在社区卫生服务中心内，签约社区就诊率 46%，比 2018 年提高 1 个百分点，分级诊疗制度基本建立。根据 2019 年上海市市场监管局发布的白皮书，上海社区卫生服务连续三年位列窗口行业满意度首位。

推进医疗联合体建设。完善医联体管理模式，推进 55 个区域医联体和 10 余个专科医联体建设，整合利用医疗资源，把老年护理、康复机构纳入医联体。进一步做实"新华—崇明"紧密型医联体建设，强化崇明区属地管理责任，实施分级诊疗为主的综合清单、以按病种付费为重点的正面清单、以监督违规行为为机制的负面清单"三个清单"，探索医联体内耗材统一采购。完善东南西北中五大儿科医疗联合体，在综合医院和社区卫生服务中心推进儿科建设，全市提供儿科诊疗服务的医疗机构增加到276家（其中社区卫生服务中心增加到125家），首批28家综合医院儿科门急诊建设基本完成。2019年，累计抢救危重孕产妇652例、危重新生儿4638例，抢救成功率分别为99.2%和90.3%。启动中医医联体建设，构建"区域专科专病"点面结合、全专互补的上海中医医联体新模式，就近结对、兼顾传统合作关系，在东部，由上海中医药大学附属曙光医院与浦东新区、黄浦区、宝山区、松江区等区合作建立东部区域中医医联体；在南部，由上海中医药大学附属龙华医院与徐汇区、长宁区、闵行区、奉贤区、金山区等区合作建立南部中医医联体；在西部，由上海市中医医院与静安区、普陀区、嘉定区、青浦区等区合作建立西部中医医联体；在北部，由上海中医药大学附属岳阳医院与虹口区、杨浦区、崇明区等区合作建立北部中医医联体。此外，2020年8月，上海市中医医院还牵头与青浦区、吴江市、嘉善县建立了长三角生态绿色一体化发展示范区区域中医联合体，探索跨区域医疗联合的共建共享。

发展"互联网＋医疗健康"。推进"上海健康云"建设，完成家庭医生签约服务、市民健康账户、健康评估服务和影像云胶片功能上线，并获得2019世界人工智能创新大赛医疗方向第一名。推进检验检查结果互联互通互认工作，印发《关于全面推进本市医疗机构间医学影像检查资料和医学检验结果互联互通互认工作的实施意见》，2019年11月1日起，实现37家市级医院之间 35 项医学检验和 9 项医学影像检查项目互联互通互认，实现市民通过"上海健康云"可查看本人近半年内在市级医疗机构的影像报告，提高了医疗资源利用效率，减轻群众就医负担。按照新型冠状病毒肺炎疫情防控的需要，推动就医分流，本市开通了发热网上和电话咨询热线，加快互联网医院的审批，截至 2020 年 8 月底，全市互联网医院达到了 36 家。

三、促进健康服务业及相关产业高质量发展

多措并举促进"互联网＋医疗"以及社会办医发展。印发《上海市互联网医院管理办法》等系列文件，规范和推进本市互联网医院健康发展，规范互联网诊疗活动。在长宁区、浦东区、杨浦区、普陀区试点开展"互联网＋护理服务"。实行社会办医疗机构分区域、分专科、分层级设置管理，优化社会办医疗机构审批条件、程序，进一步减轻社会资本办医成本。印发《上海市开展促进诊所发展试点工作实施方案》。下放护士执业注册，实行一次注册、区域有效，引导护士人力资源合理流动，提高优质护理资源可及性，印发《上海市护士区域注册管理办法》。2019 年，全市民营医院 206 所，超过公立医院数 181 所，民营医院床位数 2.97 万张，占医院床位比例 21.7%，民营医院门诊服务量 1225.32 万人次，比 2018 年增长 5.12%，占医院门急诊服务量 7.2%。出院人数方面，民营医院出院 25.64 万人，比 2018 年增长 14.11%，占总出院人数的 5.31%。数据显示，民营医院尽管占比仍不高，但规模上和服务量上提升速度相对较快。

积极打造健康服务品牌。加快推进"健康服务业 50 条"落地，指导"5+X"园区规划建设，制定实施进一步支持新虹桥国际医学园区社会办医高质量发展的 10 项举措，探索公立医院和社会办医合作发展路径。启动国

83

际医疗旅游试点，开展本市国际健康旅游发展的专题研究，制定本市国际医疗旅游试点方案，在全市社会医疗机构中率先开展首批国际医疗旅游试点医疗机构的遴选工作，从 56 家申报机构中遴选出 10 家试点机构和 10 家种子培育机构，全力打造上海健康服务品牌，探索具有上海特色的国际医疗旅游服务模式，培育富有竞争力的医疗旅游服务产品。

表 2　上海市首批国际医疗旅游试点机构（社会办医疗机构）

类　别	医　　　院
试点机构	上海泰坤堂中医医院、上海爱尔眼科医院、上海华顺医院、上海嘉会国际医院、上海德达医院、上海市质子重离子医院、上海国际医学中心、上海禾新医院、上海新瑞医疗中心、上海冬雷脑科医院
种子培育机构	上海和睦家新城医院、上海希玛瑞视眼科医院、上海薇琳医疗美容医院、上海曜欣门诊部、上海首尔丽格医疗美容医院、上海永远幸妇科医院、上海圆和新永门诊部、上海生命树医疗美容门诊部、上海浦滨儿童医院、上海优仕美地巨富里医院

推动商业健康保险发展。支持上海健康保险交易平台建设，搭建商业健康保险核保理赔技术平台，加快健康大数据在保险领域的应用，推出首款健康保险产品。深化上海市个人医保账户购买商业健康保险试点，2019 年下调了"上海医保账户住院自费医疗保险"费率，对应需求热点进一步优化产品责任、丰富产品供给、完善产品种类，开发了"上海医保账户医疗保险"、"上海医保账户意外伤害医疗保险"、"国寿肺安宝特定肿瘤疾病保险"和"泰康关爱肝疾病保险"等四款新品，更好地满足了多层次、多样化的医疗保险市场需求，同时不断优化完善投保和服务流程以及核保规则。截至 2020 年 6 月底，个账买商保项目累计覆盖人群 21.09 万人，累计承保 53.07 万人次，实现保费收入 2.52 亿元，提供风险保障 972.97 亿元，累计赔付 2182 人次，赔款 9898.45 万元，试点放大职工医保个人账户医疗保障作用，提高群众医疗保障水平，满足老百姓日益增长的多层次健康保障需求，有效

减轻自费医疗费用负担，实现了真正意义上社保和商业健康保险的合作，得到了市场总体认可。

完善生物医药产业发展支持环境。聚焦临床研究、成果转化、临床应用等产业发展关键环节，在充分调研并吸收"科改 25 条"的基础上，联合发改、科技、经信等部门形成了包含六大方面、24 条举措的《关于加强本市医疗卫生机构临床研究支持生物医药产业发展的实施方案》，启动 24 家市级医院临床研究中心建设。巩固加强重中之重临床医学中心和重点学科建设，不断提升重要薄弱学科建设。召开市级医院临床研究中心建设推进会和医学科技转化研讨会，推进市级医院临床研究和科技转化，目前已在市级医院建设临床研究中心 23 家。支持 GV-971 等新药开展临床试验，2019 年全国获批上市的 11 个 I 类国产创新药中，上海有 4 个，占总数的 36%，较2018 年的 11% 显著提升。复旦大学附属中山医院与联影公司联合研发高端全景 PET-CT 树立国产高端医学装备品牌。启动上海市中医药循证医学研究中心项目建设。

提升"一老一少"健康服务能级。加大老年健康服务供给，全市医养结合机构达到 321 家（其中"养办医"311 家，"医办养"10 家），机构医养签约对数达到 1621 对，社区卫生服务中心与养老机构、社区托养机构签约率达到 100%。修订完善家庭病床服务办法。发展社区安宁疗护，2019 年上海整体纳入全国安宁疗护试点。深化长期护理保险试点，修订完善老年照护统一需求评估标准。开展长护险试点工作专项检查，进一步规范评估行为。2019 年全市累计完成评估 66.5 万人次。2019 年长护险服务惠及老年人 49.3 万人。加强儿童健康服务，全市提供儿科诊疗服务的医疗机构增至 276 家，提供儿童常见病服务的社区卫生服务中心增至 125 家，首批 28 家综合医院儿科示范门急诊建设基本完成。启动儿童罕见病诊治中心建设。危重新生儿转运能力再升级，首批 6 辆最新配置的新生儿救护专用车投入使用。

长三角卫生健康服务一体化全面提速。为落实长三角一体化国家战略，2019 年 5 月，上海、江苏、浙江、安徽三省一市签署卫生健康一体化发展合作备忘录，在医疗服务均质发展、公共卫生一体化、中医药合作、健康科技创新、健康信息互联互通、综合执法监督联动协调等六个方面明确了合作共识，旨在建立更加有效的卫生健康联动发展体制机制，打造标准规范统一、信息互联互通、服务便利有序、医学科技发达的健康长三角。一是加强上海医疗品牌和管理输出，根据来沪就医患者来源情况和已有合作基础，协同推进仁济医院宁波医院、瑞金医院无锡分院、滁州市第一人民医院建设，帮助建设符合当地功能定位的医疗中心。二是以信息互联互通为基础，推进医疗质控、专科联盟、急救、监督执法等一体化建设。比如，建立病理、临床检验、院内感染、口腔科、医疗设备管理、妇科 6 个质控中心，制定长三角统一的医疗质控标准；加强专科联盟建设，由上海交大医学院附属瑞金医院牵头成立"长三角标准化代谢性疾病管理中心联盟"，作为推进专科联盟建设的先行先试项目，并在瑞金医院设置联盟常设办公机构，统筹推动长三角区域内代谢性疾病诊断标准、治疗方案、质量控制、数据归集和疗效分析的"五个统一"；由上海市临床检验中心牵头三省一市主要罕见病专长三级医院，共同成立长三角罕见病实验诊断协作中心。2019 年 10 月，成立长三角院前急救联盟，上海市医疗急救中心、南京市急救中心、杭州市急救中心等 25 家急救中心成为首批联盟成员，成员之间互通有无、协调联动，构建多维度合作的"海陆空"立体救援模式，同时启用"长三角区域急救转运信息共享平台"。推进上海—南通健康信息互联互通，并推广到嘉善和吴江，在嘉善推广上海智慧健康驿站，建立长三角首个 5G 智慧健康屋。三是以长三角一体化示范区为突破口，重点推动制度和标准一体化，先行先试不受户籍身份限制的公共卫生服务项目。以朱家角人民医院为载体，由复旦大学附属中山医院和青浦区政府共同推进长三角智慧医院建设。四是打造"抗疫长三角"。在长三角传染病联防联控的基础上，共同抗击新型冠状病毒肺炎疫情，建立了"7+5"项协同事项和工作机制①。2020 年 6 月 6 日，三省一市卫生健康委签署了《长江三角洲区域公共卫生合作协议》，明确了加强卫生应急工作深度合作交流、建立公共卫生信息互联互通机制、开展跨区域远程诊治合作、开展公共卫生科技联合攻关、建立学科人才队伍联合建设机制、完善平战结合的医疗救治资源配置机制六个方面的合作任务，进一步巩固联合抗疫成果，形成长效机制。

---

① 7 个协同事项分别是：确诊和疑似病例密切接触者信息互通、健康观察解除告知单互认、重大防疫管控举措相互通报和省际协调事项交办、重要防疫物资互济互帮、供应保障和恢复生产人员物资通行便利、医疗诊治方案共享和为重病人会诊、研究建立应对长三角公共安全事件和应急管理工作机制；5 个工作机制分别是：长三角健康码互认互通机制、产业链复工复产协同互助机制、企业复工复产复市就业招工协调合作机制、跨区域交通等基础设施加快落地协同会商机制、疫情防控特殊时期区域经济政策协调通报机制。

国家转化医学中心（上海）建设现状与思考

林 兰*

建立转化医学研发、生产体系是上海市"十四五"时期生物医药产业发展规划的重要内容，也是上海加快推进国家转化医学中心建设、推进生物医药转化落地，培育经济增长新动能、实现生物医药产业高质量发展的内在要求。

2013年7月，经国家发展和改革委员会正式批准，转化医学国家重大科技基础设施项目——国家转化医学研究中心（上海）投入建设。2017年10月，上海市黄浦区政府和瑞金医院签署战略合作协议，决定依托转化医学国家重大科技基础设施（上海）项目，共同建设上海广慈—思南国家转化医学园区，推进上海生物医药转化、培育经济增长新动能。

一、广慈—思南生物医药转化项目建设背景分析

（一）上海"后医学时代"发展的现实需求

随着上海城市经济的发展、生活环境的改善、人们健康观念的变化以及人口老龄化进程的加快，生物医药行业发展水平提升对于实现城市经济高质

---

* 作者系上海社会科学院城市与人口发展研究所科研人员。

量增长尤为重要。伴随"后医学时代"的到来，医学发展的重点已由救治急烈性病向重在解决人类生存质量问题转变。由于临床医学和基础医学的研究不断细化，医学上各学科分支越来越多，知识的割裂与碎片化不可避免；对于复杂疾病的治疗依赖于病因分解，原有的以高度简化的"研究问题"为特征的医学研究范式必须变革，转化医学被提上医药卫生事业发展的议事日程。

（二）上海生物医药产业体系建设的需要

建立转化医学研发、生产体系是上海市"十四五"时期生物医药产业发展规划的重要内容。从产业角度看，旨在利用医药教育（医学院）、研究（研发机构和企业）、服务（医院、金融机构、商贸物流企业）资源，加快转化医学由科学研究向工程应用转变的产业化过程，培育新的经济增长点。从卫生事业角度看，旨在将基础研究获得的知识成果快速转化为临床和公共卫生方面的防治新方法，服务于民生福祉。

项目选址黄浦区，其中一个考虑是黄浦区作为中心城区，兼具 CBD（Central Business District，中央商务区）与 CID（Central Intelligence District，中央智力区），产业业态以生产性服务业（研发、金融、物流、商务等）、发达的公共服务业（政务、医疗、教育等）以及高端消费性服务业和生活性服务业（零售、餐饮、旅游等）为主，医疗、研发、金融、商业资源丰富，能够作为承担国家和上海市转化医学研究、产业化任务的重要承载区。

（三）国内生物医药转化落地先行探索的示范性要求

早在 2010 年，我国就确立了生命科学前沿领域"以转化医学为核心，大力提升医学科技水平，强化医药卫生重点学科建设"的发展方向。短短十年之内，国内就成立了 200 多家临床与转化医学中心，5 个国家级转化医学机构，但具体落实到行动并推动符合国情的转化医学研究实践，特别是遵循转化医学规范和准则的实践仍处于探索阶段。上海国家综合转化医学中心与广慈—思南国家转化医学园区的探索性建设将在方法、模式、路径上构成体系、形成特色，为我国探索医药研发转化、推动生物医药产业发展提供经验启示与示范借鉴。

二、广慈—思南国家转化医学园区发展现状

（一）目标定位

广慈—思南国家转化医学园区定位于建成国内最高、亚洲领先、世界一流的医疗健康领域"新硅谷"，依托"大设施"（转化医学国家重大科技基础设施）、围绕"大目标"（生命、健康、创新、合作）、布局"大计划"（综合性转化医学平台建设计划），以国际化、高端化、智能化为发展方向，着力解决医学创新"最后一公里"难题；力图打造"四个标杆区"——医学转化研究试验区、国际前沿医疗先行区、医学创新发展引领区以及生物医疗产业集聚区。到2025年，基本建成亚洲领先的转化医学创新中心。

在规模上，力争在2025年实现"三个1000"目标：引领上海交通大学医学院附属12家医院完成1000项创新药物及医疗器械临床研究；集合上海交通大学及相关学院培养1000名生物医药产业专业人才；黄浦区集聚1000亿元产值的医疗健康企业。

在内容上，聚焦十大领域：重点发展生物医药方向的生物药、生物科技疗法、小分子化学药领域，高性能医疗器械方向的医用高值耗材、基因测序/精准医疗、慢病管理设备领域，以及医疗服务方向的临床研究、AI影像、CRO服务、医疗云领域。

在功能上，是服务转化医学发展的平台功能：上海国家转化医学中心是国内唯一的综合性转化医学中心，与北京协和医院、解放军 301 医院、四军大、华西医院 4 个转化中心形成国家部署的"1+4"布局。其医学生态圈包含三大发展圈层：转化医学中心、转化平台配套、医药及器械创新产业，性质分别为知识 / 专利平台、服务平台、产业平台。

（二）进展情况

1. 先期建设到位，实现功能性运转

广慈—思南国家转化医学园区于 2017 年 10 月 13 日正式启动，其先期建设主要包括四大块：

一是建造 300 张床位的临床研究型病房，以此作为临床转化基地，配套临床评估中心、日间诊疗站、重症监护室等辅助设施，总面积 5.4 万平方米。临床病房主要服务于Ⅰ期临床研究，包括"First in human（首次人体实验）"研究等。

二是由上海永业集团打造众创空间品牌"奕思创（E-STRONGER）"。Ⅰ期规划以思南路为轴线，北临复兴中路、南靠徐家汇路、西起瑞金二路、东至重庆南路，总面积约 10 万平方米。众创空间面积 1000 平方米，提供工位 134 个，其中独立办公室 16 间、专属固定工位 48 个、移动工位 12 个。

三是园区Ⅰ期招商引资。目前已完成注册企业 200 余家，入驻企业 40 余家，代表性企业有欧姆龙医疗器械、德诚科技服务、良福生物科技等。园区企业很好地体现了医院—医学院—园区联动发展的思路，区内昌微系统科技（上海）有限公司、诊通健康科技（上海）有限公司、上海翔金医疗科技有限公司等就是由若干医药专家联合创办而成。

四是上海广慈纪念医院的重新启动。广慈纪念医院于 2019 年 5 月对外

91

正式经营，一期使用面积540m平方米。作为瑞金医院投资设立的高端医疗机构，为海内外病患提供高效、私密、定制化的医疗服务。

2. 中心城区生物医药产业优势得到加强

作为中心城区，黄浦区在医药制造方面的能力是较弱的。但与其他很多区相比，生物医药研发与金融、商贸资源相对丰富。从黄浦区拥有的生物医药产业资源看，在重大高校、科研院所方面，拥有交大医学院、中国科学院上海巴斯德研究所2个重点研究机构；在优质公立医疗服务机构方面，拥有全国排名居前的三甲医院、中医特色医疗机构和特色诊疗专科；在研究机构和平台方面，共有12个市级研究所、8个市级临床医学中心、17个省部级重点实验室和1个国家级实验室；在技术服务方面，有3个市级工程技术研究中心和4个重大专业技术服务平台。在园区板块内，就集聚了上海交大医学院、附属瑞金医院等医学科研、教育、临床中心，以及上海医药集团等医药研发、生产、物流中心，此外还汇聚了先行入驻的生物医药科创公司。

与此同时，黄浦区加大了生物医药产业资源集聚的力度。截至2019年底，黄浦区一共有注册类生物医药企业503家，规模以上企业营业收入达511亿元。至2020年底，黄浦区在建的300张转化医学床位加上存量床位共计约500张，远高于徐汇区（第二名）150张转化医学床位的体量。此外，"十三五"时期，黄浦区医院医学项目在研数量和医学论文发表数量也位列全市第一。

3. 紧跟转化医学前沿发展方向

随着精准医学成为转化医学发展的前沿，广慈—思南国家转化医学园区自建设以来，就以精准医学作为转化医学产学研的突破口，在癌症、心血管疾病和代谢性疾病领域内的组学和系统生物学、环境基因组学以及大样本队列研究方面已经产生了一批可供疾病预防、诊治使用的生物标志物和治疗靶点；在组合化学、抗体生物学、免疫学、基因组修饰、干细胞等领域加大投资和研发比例，催生了一大批靶向药物、新型疫苗、免疫生物制剂、干细胞制剂，在一些关键领域实现了"实验室好论文"向"临床好药"的成果转化。

三、广慈—思南国家转化医学园区发展瓶颈与运营障碍分析

（一）制约性瓶颈

广慈—思南国家转化医学园区的核心短板是空间载体不足，转化医学产业化空间承载力有限。园区为没有四围边界的开放性园区，所处的思南地块中也没有新的大型载体空间可用于园区建设。现有的载体空间不仅较为零散，且单体面积小、租金偏高，对引进较大规模的生物医药企业地区总部、研发中心不具有优势；对于园区的存量企业，也会因空间的局限影响其后续规模扩张和功能拓展。

（二）运营障碍

1. 囿于发展模式的运营方式缺陷

从国内外转化医学园区的构建模式看，主要包括三种形式：一是跨单位的院（医院）所（研究所）结合；二是在大学内部建立转化医学园区；三是独立医疗机构建设研究型医院实现医院转型。广慈—思南国家转化医学园区在建设之初，经过仔细考察、评估与论证，采取了第一种发展模式。

国外医学转化中心多以大学医学院为中心，以政府规划下的机构建设为主，大多有专门的建设资金与项目资金支持。与国外不同的是，国内转化医

学园区更偏重于以独立医疗机构（医院）为中心进行建设，以医院各自建设为主，缺乏特定的转化医学园区建设统筹资金，早期多依靠自有科研项目实现资金支持，广慈—思南国家转化医学园区也采取了类似的运营模式。

各自建设在一定程度上会导致政府、医院—研究机构、园区方发展目标难以协调。例如，政府希望充分利用和发掘丰富的医药研究和卫生健康事业资源，将生物医药产业打造为黄浦区新的经济增长极；瑞金医院和上海交通大学医学院更多希望取得理论、方法、技术和新药的重大突破，并在意成果的分配权与享有权；永业集团等园区招租企业则最在意获得市场正常水平的租金收益。对企业而言，成长性企业和大企业关注的是对医院临床资源和试验条件的利用，看中产业生态和园区生态；初创企业和小微企业则更多关注租金、成本等生存性条件，看中配套性设施与实用性措施。广慈—思南国家转化医学园区来自多方的利益诉求差异对于制度系统性安排的要求较高，但园区建设初期的制度供给尚不完善。

2. 资源整合和利用效率有待提高

转化医学的发展涉及多部门的资源对接与整合，能否提高资源利用效率非常关键。从广慈—思南国家转化医学园区的发展情况看，一些核心资源还没有用足。

一是现有医院临床资源的使用率未达预期效果。尽管区内众多三甲医院建立了临床研究机构，但大多挂靠在科研部门下，专职运管人员较少，临床研究机构运行效果较差，影响了新药研发转化和使用效率。

二是自有专利资源的转化率不高。当前转化医学知识产权的管理工作多由医院科研部门负责，专职专利管理人才缺乏，在涉及深层次问题的知识产权保护、转化应用、产业化、商业化方面，实务工作能力与经验欠缺，导致医院自有专利的转化率偏低。

三是有限政策资源的执行冲突。以"CAR-T疗法"细胞治疗产品为例,其实行"药品"(依据2017年国家药监局发布的《细胞制品研究与评价技术指导原则(试行)》)或"技术"(依据2019年国家卫健委发布的《生物医学新技术临床应用管理条例(征求意见稿)》)的双轨制管理,受不同监管部门多头监管,从而可能产生行业质量标准与临床研究规范混淆,为研发成果的转化带来不确定性。比如基因修饰的细胞产品,按照药品管理既合理也更符合科学标准。

3. 配套性政策亟待完善

转化医学发展在国内尚属新鲜事物,广慈—思南国家转化医学园区建立时间不长,在相关配套性政策支撑上还处于探索阶段。

一是表现为专项政策的针对性不强,存在政策套叠与政策空白。例如,目前普惠以外的政策对于高起点的转化医学初创企业基本放空,这些企业往上够不到总部经济和各种企业认定,往下也接不到孵化企业政策;对于龙头型企业,在大额技术交易和平台使用授权上也没有具体政策对接,没有做到权限高度开放。

二是政策的规范性有待提高。以细胞治疗临床研究规范化管理为例,上海市卫健委2019年发布的《关于征求体细胞治疗临床研究和转化应用管理办法(试行)》明确规定体细胞治疗转化应用项目备案后可以转入临床应用并进行收费,但对于如何建立规范化、标准化的管理体系没有进行论证。导致这一规定在医院缺乏实验室条件下的GMP(Good Manufacturing Practice,良好生产规范)生产体系,以及医院实验室标准与GMP生产体系标准不匹配的情况下,执行力不强。

95

三是政策的激励程度不够。在转化医学最为重要的前端临床环节，鼓励医院和医生承担临床试验的考核与激励机制缺乏。加之现有相关政策对医疗机构内部审查制度过严（例如医院设立的伦理委员会对多中心、跨地区的临床试验审查周期过长）没有松绑，在一定程度上延缓了转化医学研发成果的落地转化。

四、广慈—思南国家转化医学园区发展对策建议

（一）管理架构建立方面

1. 组织架构——"管委会＋理事会"的双层架构

建立"管委会＋理事会"的双层架构。管委会下设执行委员会和专家咨询委员会，执行委员会人员可由政府派出或者其他途径推选或筛选；专家咨询委员会由国内外转化医学学术界、产业界、政府部门等重点领域知名专家组成，为筹建方案、重点领域发展提供咨询指导。理事会则是通过常态化机制，重点解决资源错配、利益错位、信息不畅、沟通不顺等问题，旨在提高服务和管理效能；主要任务是研究决定转化医学平台发展全局性、战略性、方向性的重大事项，包括：发展战略、重点规划、项目建设等。

2. 运行机制——网络化平台管理方式

上海国家转化医学中心与园区的建设肩负着国家使命与任务。在国家部署的"1+4"转化医学发展格局中，只有上海的转化医学中心是综合性转化医学中心；（北京）北京协和医院为疑难病研究中心，解放军总医院／清华大学为老年病研究中心；（成都）四川大学华西医院和（西安）第四军医大学为再生医学中心。因此，广慈—思南国家转化医学园区应充分利用黄浦区中央商务区和中央智力区的资源汇聚优势，以及上海建设具有全球影响力的

科创中心所具有的资源调动能力,与其他生物医药科创承载区联手,打造国内一流的转化医学综合性平台。

转化医学平台建设的核心是转化医学研发资源、产业资源和用户资源共享体系的形成。资源共享具有主体的构成多元性、资源所有权与使用权的分离性、共享方式的合作性、效益的分享性等特征;需建立共享导向、汇交投入、风险分担、高效服务、竞争激励的机制,宜采取网络化管理方式。在横向上,按照医学院、医院、企业、政府领域与诉求不同,采取模块化管理方式,明确管理权责方,建立市域范围转化医学知识、临床数据、产业动态、政策资讯采集、汇交、共享的管理体系。在纵向上,明确各级转化医学功能载体(医院、医学院、企业)的功能分工;明确生物医药发展重要承载区之间的合作逻辑。

(二)近期发展重点确立方面

1. 聚焦重点圈层与领域,顺序突破发展

为在 2025 年实现广慈—思南国家转化医学园区的三个"1000"阶段性发展目标,应对园区三大发展圈层和十个重点方向进行重点确立和有序突破。在三大圈层中,按照核心层(转化医学中心)、拓展层(转化平台配套)、延伸层(医药及器械创新产业)的重要度顺序优先发展。在十个重点方向中,必须始终放在首位的是生物药和化学药研发;具有短期爆发力的是医疗器械与高值耗材。

2. 着力提高临床研究能力

转化医学发展的关键不在于产业化,而在于提高临床研究能力,这也是国外转化医学发展往往首选医学院作为核心和主体的原因。

一是尽快做实医院临床研究机构,建立全市临床中心体系,明确公立医院特别是三级医院做实独立的临床试验管理和研究机构，实现独立实质性运作；推动临床研究向二级医院下沉，构建起层次分明、分工明确的全市临床中心体系。鼓励有能力、有条件的医院参照美国国立卫生研究院（NIH）临床中心模式对新药物、新疗法进行"Bed-Bench-Bed"[①]临床研究。

二是加快与临床研究相关的软硬医药基础设施布局。在硬件方面，继续扩大临床研究型病房的规模，增加关键诊断仪器、诊断试剂的采购数量；在软件方面，扩容标准化临床生物样本库，增强临床数据深度分析与区域性生物医药资源深度挖掘的能力。三是加强医院临床试验的规范化、标准化管理，要求每个项目严格按照临床试验方案进行试验，帮助医院建立符合实验室条件下的 GMP 标准。

3. 建立广慈—思南对接张江的合作机制

广慈—思南转化医学园区是国家级医学园区，是国家转化医学"1+4"布局中唯一的综合性转化医学基地，也是上海市"十四五"时期生物医药领域的重点建设任务之一，应充分调动市级层面的转化医学资源进行建设。

与上海其他区域的生物医药产业园区不同，广慈—思南国家转化医学园区位于中心城区，因受空间载体限制，在产业化环节定位为生物医药创新孵化基地，做大规模必须借助外力。由于浦东新区是上海"一区 22 园"（大张江）核心区（张江高科技园区）、重要园区（金桥园、陆家嘴园、临港园、张江科学城）以及国家大科学设施中心所在地，早在 2015 年就建立起浦东新区转化医学中心，具有转化医学从研发到产业化应用的完整供应链、价值链、制度供给经验和充足空间载体。

---

① Bed-Bench-Bed，简称 BBB，即"临床—实验室—临床"的研发模式。

广慈—思南国家转化医学园区与张江联动，一是对接张江高科技园区的生物医药高端研发能力；二是对接以张江高科技园区为核心的"大张江"科创承载区的大规模产业化能力及其产业用地；三是借鉴张江的制度创新经验，结合黄浦区区情，在转化医学政策方面进行先行先试探索。

（三）配套政策完善方面

1. 加强政策系统性与完整性

转化医学关系到医疗、教育、科研、产业链的有机结合，其发展成效在很大程度上依赖于完善的政策体系和系统性的政策供给，形成政策"组合拳"。

在政策的系统性上，主要应考虑以下几个方面：一是准确的目标定位：准确的目标定位是转化医学中心和园区建设的核心，系统论证、逐层明确远景、任务和行动是形成核心竞争力的前提。二是共建单位的责权利分配：用以保证签订的合作协议或达成的合作意向具有弹性和牢固性，受到法律保障，避免因利益摩擦而导致的合作失败。三是运作资金的长效投入：生物医药行业具有长产业链、高投入、高风险的特征，创新的偶然性和不可预见性较大，有赖于资金链的持续保障。四是运作机制的管理创新：转化医学发展所依赖的非技术、非产业性因素比重较高，在普通产学研合作模式的基础上，需探索和构建全新的科研流程模式，以跨越传统基础研究与临床实践之间的鸿沟。

在政策的完整性上，形成"市区联动"，以《意见》为引领、专项政策为主体、整体政策为支撑的转化医学发展政策体系。所谓《意见》，是指《黄浦区促进生物医药产业创新发展的实施意见》(简称《意见》)；专项政策主要包括科技专项政策、产业专项政策和财税专项政策；整体政策是与上海建设具有全球影响力高度相关的"科创22条"、"科改25条"，黄浦区整体区域政策"扩大开放50条"等。

2. 加大专项政策供给

在科技、产业政策方面，目前国家转化医学中心（上海）的政策供给仍以区级政策为主。一是结合现有产业政策体系，在出台《黄浦区促进生物医药产业创新发展的实施意见》的基础上，进一步研究出台符合上海市生物医药产业发展导向、针对临床转化医学发展特性的政策措施，优化政策供给，提升政策的精准性、集成度和吸引力。二是搭建专业服务平台，引导科技中介机构、投融资机构等专业服务资源加快集聚，为生物医药企业提供贯穿检测、评价、认证、知识产权、金融支持等各环节的完整服务链；提供注册便利、政务一门式服务。

在财税政策方面，一是充分利用上海金融资本雄厚与金融服务业发达的优势，加大政府投资基金（创业创新导向）和金融服务业发展投资基金对转化医学的投入力度，通过年度峰会、研讨会、产品展示会、技术推介会等各类组织活动形式，牵线投资基金与优质项目对接；引导上海市、长三角地区转化医学优质投资项目向园区集聚。二是加大社会资本投入。探索搭建融资对接平台，以沙龙等形式帮助企业开展洽谈活动，促进前沿医学科技与产业资本、政策的有效对接，积极争取、吸引、集聚医疗健康领域投资人支持黄浦医疗健康发展。

3. 增强政策供给灵活性

对政策而言，灵活、先试是形成示范性的前提。作为国家首个也是唯一的转化医学综合性平台，在政策供给上，应充分体现灵活性，鼓励先行先试探索。

一是对处于关键节点的企业，放宽政策在营收、利润、增幅等指标上的前置性条件，降低企业认定门槛，尝试出台单独或特殊的认定政策；对处于关键节点的医疗机构，明确临床试验机构及研究团队获取利益分配的合理性，创新收益分配方法，加大奖励力度；在关键的特定领域，向民营医院开放转化医学资源，鼓励社会力量投资设立临床试验机构，支持第三方参与临床试验机构评估认证。

二是对于国内外顶尖专家，确保与转化医学机构开展非讲座、授课、临床指导类的实质性合作；探索开放其在市、区三甲医院的短期行医权，以及提供系统性的生活问题解决方案。

（四）营商环境优化方面

1. 打造园区生态

在学术生态方面：创建优秀的转化医学期刊、定期的学术临床交流会、创建转化医学基金、设立转化医学奖项，为转化医学人才提供更好的交流机会，以促进转化医学人才的培养。针对转化医学发展中所需要的学科的复杂多样性，还可尝试进行学科群建设。

在产业生态方面：通过举办主题圆桌论坛，以及创新医药、医疗器械、医疗服务主题项目路演和资本项目深度对接会等活动，构建"政府、学术、产业、投资"汇聚一堂、融合交流、共同发展的医疗健康产业生态，提高广慈—思南国家转化医学园区的知名度和影响力。

2. 优化企业孵化环境

鉴于广慈—思南国家转化医学园区空间载体的有限性，园区的产业化能力主要表现为企业孵化能力，应在体制、资源、资金上给予入孵项目以全方位支持。在企业生态上，除研发类企业外，差别化引进生物医药产业的专业性服务企业，如科研成果转化咨询公司、专利申请管理公司、专利律师行、医药研发外包服务公司、生物医药产业临床试验服务公司、生物医药产业中介等，为入孵项目开放临床研究床位、生物样本库等共享科研资源；在资金上，由孵化基地通过整合风险投资、成立产业促进基金及政府扶持基金等，帮助入孵项目快速成长。

（五）空间载体突破方面

1. 推进市—区医疗资源整合与医药产业联动发展

从行业特性看，生物医药产业的产业链长，资金、技术、制度门槛高，单靠一区之力难以完成转化医学从研发→生产→市场→社会的过程覆盖和深度探索。国家转化医学中心（上海）应借鉴张江"就地拓展、提质扩容"的发展思路，与以张江为核心，以金山、奉贤、徐汇等共八大园区为重点的"聚焦张江、一核多点"生物医药产业重要承载区资源共享、联动发展。

与张江联动是广慈—思南国际转化医学园区目前突破空间限制的重点内容。张江作为上海市建设具有全球影响力的科创中心的核心承载区，在生物医药产业的功能和空间载体准备上，新规划了总面积近10平方公里的4个产业基地。配备形成了张江高科技园区、康桥工业园区、国际医学园区、张江现代医疗器械产业基地、张江创新药产业基地、张江总部园和迪赛诺老港基地7个组团式园区，以实现对接上海市域范围乃至长三角区域生物医药产业的服务与辐射能力。

此外，国家转化医学中心（上海）应与市域范围内的其他区域优势结合进行联动发展。例如，与徐汇区联动侧重于医疗平台共建与教育资源共享；与金山区联动侧重于基地合作，拓展黄浦区生物医药研发成果产业化的承接地；与奉贤区联动侧重于优势医疗服务对接（如医美）。

2．做好发展空间预留与储备

物理空间的预留与储备是任何一个区域科技与产业实现可持续发展的重要保障。广慈—思南国家转化医学中心及园区落地黄浦区，必然性大于偶然性。落地之初，转化医学中心与转化医学园区的发展规划尚不明晰，对科研、产业用地的规模、结构也不明确。随着园区功能逐步完善、业态逐渐完备，需要有更多的自有空间载体来完成转化医学发展的空间布局与功能实现。一是深入排摸、充分挖掘园区内部及周边载体承载能力，为优质医疗企业持续引入提供更多优质载体空间。二是鉴于上海交通大学医学院与瑞金医院的地理邻近性，可考虑部分空间作为瑞金医院的研究、试验拓展用地，部分空间作为产业孵化用地。三是提前做好市域范围内用地属性与空间、建筑规划，为上海生物医药产业发展和国家转化医学中心（上海）建设预留空间。

城镇化进程中公共治理的健康风险研究——基于空间视角*

梁海祥**

城市的发展史是与疾病相伴的历史。14世纪，被称为"黑死病"的鼠疫肆虐欧洲，夺取了数千万生命。19世纪，在美国面对黄热病爆发时，托马斯·杰斐逊写给友人的信中就提到"大城市就是道德、健康和人类自由的瘟神"。① 之后伴随着工业的进一步发展，城市的规模在不断扩大，但城市规划和公共卫生系统并没有合理配置。这就造成了在工业化前期，城市中住房拥挤、生活用水不洁净、空气污染等都滋生着疾病风险，城市急切需要解决的问题是改善卫生条件。城市的改造和技术的进步使得城市卫生条件得到显著提升，城市成为人类居住的理想空间，城市化进程也成为世界发展的主流。在中国，2019年的城镇化水平超过60%，意味着每10个中国人中就有6人生活在城镇。但随着公共突发卫生事件的多次发生，在城市中的疾病预防和健康风险再一次回到了公众的视野。

随着城镇化程度的不断提升，中国的健康事业发展取得了举世瞩目的成

---

* 原文刊载于《上海对外经贸大学学报》2020年第3期。
** 作者系上海社会科学院社会学研究所研究人员。
① ［美］约翰·J.马休尼斯文森特·N.帕里罗：《城市社会学：城市与城市生活》. 姚伟、王佳等译. 中国人民大学出版社2016年版，第53页。

就。中国从 20 世纪 90 年代开始经济增长率持续增加，并且现已上升为全球第二经济大国。中国经济水平的增长，民众的健康水平也得到了提升。从一些健康指标上看中国的健康状况已可以和西方国家相媲美，如中国人均寿命由 67 岁增加到 73 岁。除了人均预期寿命，中国的医疗健康状况也得到了稳步的发展，例如婴儿死亡率等都明显降低。但同时随着预期寿命等健康指标提高，数据也反映了中国健康水平的差异也在扩大。但是与中国迅猛发展的经济相比，健康卫生事业方面的进展却显得较为滞后，甚至有健康指标出现倒退的趋势，例如婴儿死亡率在 20 世纪 80 年代以后甚至出现上升。另外突发公共卫生事件时有发生，例如此次新冠肺炎疫情的发生从城市的一个地区到全城，从一个特大城市扩展到全国，从一个国家到其他国家，从而成为了影响全球的疫情。在其中，空间的转移与传播是公共卫生事件发展的重要特征。因此，在分析的时候需要关注空间视角，更重要的是为进一步控制和预防提供支持。

一、健康是人力资本与可行能力

健康的重要性被反复强调，在党的十九大报告中就提出，"人民健康是民族昌盛和国家富强的重要标志，要完善国民健康政策，为人民群众提供全方位全周期健康服务"。在防控新冠肺炎疫情工作中政府也一直强调"要把人民群众生命安全和身体健康放在第一位"。这些都体现出了健康的地位，健康的重要性同时也体现在众多方面。

首先，健康是最重要的可行能力。个体的所有活动都是建立在健康的基础上，失去健康将限制其他能力的发挥。如果健康受到损害是没有办法通过其他的方式来替代，因为健康受损对于个体来说是从最底部根本性打击，它将摧毁了其他各项活动的自由和选择。"享受长寿以及在活着的时候享受好生活的可行能力，这几乎是我们所有人珍惜和向往的"。[①]

其次，健康是重要的人力资本。健康与社会经济发展密切相关，它是社会经济发展的重要手段。健康是人力资本重要的组成部分，它本身可以创造财富，因此健康及健康不平等受到经济学家们强烈关注。从政策角度出发，减少居民的健康不平等也可以在一定程度上减少经济上的不平等。因此，个体和社会层面都将健康看作是重要的财富，不好的健康状态会带来巨大的个体和社会经济负效应。从家庭角度看，健康水平差则会导致个体的疾病负担、劳动力削弱、就业机会少、工资水平低以及健康投资弱等来影响家庭收入，这将导致一个"健康贫困"的恶性循环。马苏金（Mushkin，1962）认为健康和教育两者都是重要的人力资本，都是相互促进的关系。从国家和社会角度看，人口的数量和质量也将受到健康不平等的影响，从而对基础建设与投资、消费都产生抑制作用。

另外，健康研究有利于政策的制定与实施。健康投资、卫生服务对于健康都有着重要作用，都是旨在消除不平等。在促进社会团体的公共政策中都应优先考虑健康公平。市场机制可以在一定条件下取得重大成功，但市场机制并不是万能的，因为它是趋利的，在非市场设施方面仍需要公共行动。健康不平等的研究有利于减少贫困，对于健康不良等能力剥夺的研究抓住了贫困根本。而且实践证明投资健康比投资生产部门能更快地得到回报，并且可以用较少的投资获得更多的回报。所以对于健康不平等的研究能够使得政策制定者优化对国民健康的投资，进而促进政策的合理性，获得更大的社会经

① Sen A. *Why health equity*? Health Economics，2002，11（8）：659–666.

济效益。因此，健康是最重要的可行能力，是重要的人力资本，健康政策的实施有利于整个经济和社会的发展，减少贫困与不平等。对此有了充分认知，才可以意识到突发公共卫生事件对于个体、社会和国家的损害。

二、城市健康风险的空间维度

（一）城市空间与突发公共卫生事件

从历史上看，公共卫生事件与城市密切相关。对于突发公共卫生事件的定义在《突发公共卫生事件应急条例》（以下简称《条例》）中有详细的说明。《条例》规定突发公共卫生事件（以下简称突发事件）是指突然发生，造成或者可能造成社会公众健康严重损害的重大传染病疫情、群体性不明原因疾病、重大食物和职业中毒以及其他严重影响公众健康的事件。在工业化前期，即城市发展初期，城市内部的卫生条件十分糟糕，因此也造成当时欧洲霍乱和鼠疫经常发生。然而由于科学知识的有限，人们并不知道疾病真正的传播渠道和方式。历史上在公共卫生与城市空间相联系的案例中，最经典的就是对于霍乱和水源地的研究与分析。1854 年，约翰·斯诺医生利用伦敦霍乱死者空间分布，推测出水源与霍乱相关联，从而推翻了之前普遍认为的"迷雾"传播，他的研究也开启了现代流行病学和对空间的重视。

在中国与饮用水相关的突发公共卫生事件也时有发生，有学者分析了1996 年至 2006 年中国饮用水突发公共卫生事件，发现生物性污染、化学性污染、混合污染案例都导致了中毒和死亡的事件。另外，学者利用 2002 年至 2011 年中国肺结核发病数据的分析，使用地理信息系统技术分析空间特性和聚集特点，结果发现全国肺结核的发生存在空间聚集性，在新疆、贵州、广西存在空间聚集。从鼠疫到由 SARS 冠状病毒引起的急性呼吸道传染病，再到新冠肺炎疫情，大多数传染病都是与恶劣的环境、密集的人员活动密切相关，因为这些都是为疾病的滋生和传播提供了条件。因此，城市作为一个人员密集、流动频繁的区域，极易成为突发公共卫生事件的发生地、传播地和主战场。

（二）健康研究的社会因素

关于健康的研究最初是属于医学的研究领域，因为医学致力于治疗疾病，保持人身体的健康。但随着传统的重大传染性疾病被控制住，慢性病成为了主要的病症，而这些疾病与社会因素密切相关，因此健康不平等随之被关注。健康不平等（Health Inequalities，Health Disparities）并不是指所有的健康差异，主要是指社会群体中因系统性差异导致的健康水平不同，例如弱势群体（如穷人、女性、少数族裔等群体）与其他相比，可能遭遇更多的健康风险和产生疾病的社会不平等现象。

健康不平等的研究也是从医学开始，发展到社会科学领域。它是一个从医学化到去医学化的过程，健康不平等研究逐步关注非医学的因素，例如社会经济地位等社会因素对于健康不平等的影响。主张去医学化的研究者认为，健康是一种社会历史文化现象，健康问题实质上是一种社会问题，通过社会结构的改变而改善整个群体间的健康差异，因此健康问题也进入到了社会学研究的范围。医学社会学、流行病学、健康人口学都是在医学基础上发展出来，更多关注的是不同的疾病产生机制。经济学主要是从人力资本的角度，关注健康的投资与回报，公共卫生则更多关注医疗资源的分配和政策的制定。

健康是一种社会资源，同时也是一种消费品。不同社会经济地位的个体追求健康除了基于生物医学的需求之外，也是一种社会需求。社会流行病学、社会学等学科分别从不同维度研究了族群、生活方式、家庭结构、社会支持、居住状况、邻里社区、区域位置、社会制度和社会结构等社会因素解释健康不平等。20世纪中期社会学者开始关注健康的决定因素，探索贫困与健康间的关系，其中包括医学社会学研究的内容是健康和疾病的社会原因及其影响。20世纪60年代末到70年代初，在美国医学社会学逐步向健康社会学转变，医学社会学研究的领域拓展到医生及医疗服务整个系统，延伸至所有与健康相关的领域。20世纪80年代，健康不平等作为一项新兴学术议题，主要集中在经济学、社会学等学科视角下，产生了丰富的研究成果。随着经济的发展与生活水平的提高，健康不平等的持续拉大，人们对于健康的诉求愈发强烈。因此，健康不平等产生的重要原因及运行机制，受到学者们的长期与广泛关注，国内的研究也日益增多。

（三）空间视角下的健康

社会科学对于空间的关注由来已久，芝加哥学派的思想家们，包括伯吉斯、哈里斯、霍伊特、帕克等及其学生们关注用生态学的方法研究城市。芝加哥学派提出的社会文化生态系统，在城市作为一个生态系统的研究中，由于竞争资源区域间和部门间都会产生形态上的差异性。中国的快速城市化和空间的关系也引起了学者的广泛关注，在健康研究中人们逐渐意识到空间的作用，郑震在《空间：一个社会学的概念》也谈到了社会学中空间理论发展。在新的技术条件下，研究者可以运用空间视角对于居住隔离、人口迁移、疾病传播等研究。约翰·罗根（John R. Logan）在《美国社会学评论》（ASR）上发表了《给空间分析留有一席之地》（Making a Place for Space：Spatial Thinking in Social Science）一文就是对于空间研究的主要因素进行了

109

综述，其中对于空间研究的关键概念、测量方法、分析工具都进行了介绍。

公共卫生、流行病学关注空间与健康的关系，但是更多的是从医学角度分析，对于社会因素的关注、群体的差异都很少，还是需要社会科学的学科介入。社会学关注城市空间中来自底层、边缘的声音，如城市中弱势群体状况，城市贫困与贫民窟、少数族裔的居住隔离、城市中犯罪等的空间分布等。本研究的后半部分将从社会学关注的群体特征入手，从社会不平等方面探究外来常住人口在城市中的居住环境的空间分布，进而探讨城市健康议题。

三、实例：居住分异与社区环境风险

空间分析的方法和形式有很多种，包括作图、测量距离、空间分析模型等，但作图是基础和重要的方法。作图是对于数据的空间可视化操作，地图的优点在于可以清晰显示很多层面的信息，并且可以显示出很多无法在文字信息和表格中显现的信息。简单的地图就可以使用探索性空间数据来分析，把人的注意力吸引到空间集群和离散分析上，并提供方法来消除空间随机变化，更清楚分析非随机模式。分析者需要使用探索性的分析方法建立图层间的关联，这样可以显现研究对象的特征和新发现。

社区环境是与个体的健康密切相关，噪音、空气、水源等环境污染会直接侵害个人的健康，若不加控制与调整，将影响到整个公共群体的健康。因此我们将建立在空间作图基础上，对已有的相关研究进行复制性和提升性的分析研究，研究外来群体和环境风险暴露分布情况。流动人口比本地居民承受了更多的社会压力和排斥，在收入水平、住房条件、医疗卫生和社会保障等方面都处于弱势，因而面临着更大的健康风险。王桂新等就使用上海数据

研究了外来人口较差的居住条件对其健康的影响。因此，提出研究问题是外来人口在空间分布上是否呈现更多的健康危害，以此为例来展示城市健康研究的空间视角。

（一）数据来源

本文将呈现的是外来常住人口居住空间的分布状况和居住地区环境风险分布状况两方面可视化结果，目前并没有同时包含两者变量的数据库，因此使用了两个数据库。其中，对于外来人口的分布状况研究使用的是人口普查数据，普查数据的优点就是能够呈现出总体的真实状况。本研究使用 2010年第六次人口普查上海村/居委层面数据，该数据由中国国家统计局在 2010年 11 月 1 日零时采集，普查对象为普查标准时间点在中华人民共和国境内的自然人和中华人民共和国境外但未定居的中国公民，其中数据不包括在中华人民共和国境内短期停留的港澳台居民和外籍人员。数据包括在上海市共调查 230 个街道（镇），5432 个村/居委会，其中还有 10% 的抽样数据。[①]

对于社区环境风险特征分布的研究使用的是抽样数据，因为人口普查数据中并没有社区环境特征的变量。数据来自"上海都市社区调查"（Shanghai Urban Neighborhood Survey，简称 SUNS）。该项目由上海市"高峰高原"计划社会学 III 类高峰计划资助，由上海大学"数据科学与都市研究中心"（Center for Data and Urban Sciences，CENDUS）负责设计和执行。该调查项目搜集包括社区、家庭、个人在内的多层次的追踪调查数据，包括居村调查和住户调查两个子项目。居村调查包括全市 5732 居（村）委会中随机抽取的 537 个社区，于 2015 年完成；住户调查则对全市具有代表性的 180 个社

111

---

① 《第六次全国人口普查长表抽样工作细则》，http://www.stats.gov.cn/tjsj/pcsj/rkpc/6rp/html/fu10.htm。

区进行入户访问，对象包括所有同住家庭成员，于 2017 年 7 月最终完成。[①]
我们的研究则只是涉及社区层面的数据，有 537 个社区层面的数据。

（二）变量操作

为了考察上海外来常住人口与本地人口居住分布的情况，研究使用了分异指数 D_i。研究上海居住群体分布的"均质性"，采用了改进的局部分异指数。分异指数的概念则是表示不同群体间的分布是否呈现一致性，即如果某个群体在当地社区的分布高于这个群体在整个城市的总体分布，那么则认为在当地的分布过高。在本研究中，分异指数越高则说明外来常住人口在此地聚集程度越高，具体的分析方法可参见笔者相关研究。

对于社区环境风险特征的测量沿用之前学者的变量操作，使用"上海都市社区调查"第一期数据中的社区环境情况作为环境暴露指数。具体包括 9 个是否的问题，涉及社区异味、垃圾桶渗滤液、污水排放、大气污染源、油烟、烧烤摊烟气、交通噪声污染、工业噪声源、社会噪声源和广场舞噪声。生成 9 个虚拟变量（是为 1，否为 0），把 9 项相加形成一个 0 到 9 的数值，分数越高说明所在社区环境越差，代表在空气、水源、噪音等方面较差。

（三）实证分析结果

目前对于空间分析有许多软件，在本研究中使用的是 ArcGIS10.0 版本的软件进行空间分析，对于外来常住人口的居住分异情况使用的是空间插值法，每个点是所在社区的分异指数，为的是呈现数据的变化趋势；对于社区环境风险使用的就是将环境指标赋值到所在区块上（区块代表的是街道）。经过数据的处理，在属性数据的基础上叠加空间数据，形成 ArcGIS 软件可分析的数据格式，最后呈现出图 1 和图 2 的结果。

---

① 吴晓刚、孙秀林：《城市调查基础数据库助力社会治理》，《中国社会科学报》2017年 11 月 8 日。

图 1 所展示的是外来常住人口分异指数的插值图，图层的底图是上海行政区划图，颜色由浅（白）到深（黑）表示的是分异指数由低到高，颜色越深代表着外来常住人口在本地的人数越高于全市平均状况，即外来常住人口比其他地方更加聚集。作图的优点能得到充分显示，可以清晰地从图上发现趋势，上海外来常住人口聚集分布呈现相关性和邻近性。具体来看，外来人口的分布多集中于上海外环外地区，在图上这部分颜色更深并且相连接，尤其在西面的嘉定区、青浦区、松江区、闵行区等。在以往的研究中也论证这是与上海的工业布局密切相关，而且这些产业多需要人员密集的分布。这样我们就建立了上海市外来常住人口在全市分布的状况，可以得出上海呈现出外来人口与本地人口的居住分异，并且在总体呈现聚集和相邻。

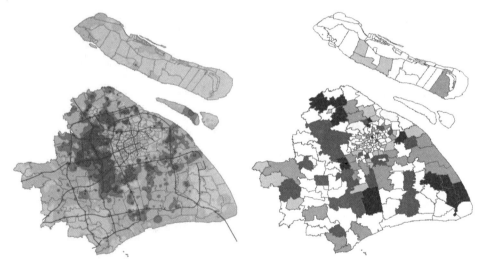

图 1　外来常住人口分异指数图　图 2　社区环境风险分布图（街道层面）

使用"上海都市社区调查"数据中的社区环境数据，分析得出图 2 的结果。在上海行政区划图上区块代表着不同街道，而颜色的深浅则代表着街道内样本社区的社区环境状况，颜色越深则代表社区环境状况越糟糕。本研究中的上海街道层面的社区环境状况，比之前研究差异的地方在于分析尺度更小，之前研究使用的是区县层面的分布。使用更小尺度的分析单位优点在于可以分析区县内部的环境风险差异，微观尺度能够比宏观尺度获得更多信息和显示区县内部的差异。同时，缺点在于会因为数据获得性原因产生缺失，因为使用的是抽样调查数据，有些街道并没有收集数据，因此图上白色板块代表的是没有数据的街道分布。但是我们依旧可以从街道层面社区环境指数的分布状况发现规律，城区内的社区环境优于郊区，外环内外差异明显。图2显示，在上海市城区西面，嘉定区、松江区、闵行区的几个街道的社区风险指数明显高于其他区域。

在图1上海市外来常住人口居住分异图和图2上海市社区环境质量分布图基础上，可以分析居住社区与社区环境的关系。使用空间分析方法的优势有很多，不仅可以分析单一指标的分布趋势和具体地点，还可以对图层进行叠加比较分析。有学者已经使用回归分析的方法论证外来人口与社区环境在数据上的显著性，即外来人口比本地群体更容易受到社区环境的危害。空间分析则可以更加直观发现两者的关联，并且可以知道哪些区域的影响更加大。将图1和图2进行比对，则可清晰地看出非上海户籍人口聚集地环境暴露指数更高，更容易受到环境暴露的风险，这些区域则分布在上海主城区的西面部分，而这些是与上海工业基地的布局密切关联。因此，这样的分析可以明确地供决策者、分析者改变相关的社区环境状况和相关的政策，从而也有利于群体健康和整个城市的健康。以上只是利用十分简单的描述性分析的方法，还有更多的空间分析模型和手段，但是可简要展示社会空间如何在社会学健康研究领域运用。

四、空间视角下城市健康风险的思考

空间概念研究在流行病学、公共卫生、地理学等学科被广泛运用，但是对于国内的社会学专业，尤其健康领域研究并没有太多的关注。社会学与其他学科的不同之处在于多方面，其中最重要的是研究对象，社会学关注的是群体特征和社会因素，社会特征如职业、隔离、贫困等相关的因素。社会学有空间研究的传统，尤其在新背景下社会学在健康研究领域可以进一步扩展，可以提供更多有利的政策支持。因此，对于城镇化进程中公共治理的健康风险研究有以下几点思考。

（一）健康风险治理的新挑战与新机遇

新科技和新式交通工具的发展，以及新的研究方法、分析工具的出现，会给健康治理和空间研究带来新的挑战与机遇。具体可以从传染性疾病三个主要环节，即传染源、传播途径和易感人群进行分析。

在传染源与易感人群方面。发现传染源和保护易感人群，才可降低公共卫生事件的危害。对于公共卫生事件来说，预防才是最关键的，那需要建立在收集各种与健康事件相关的数据并进行监测，才可能高效预警识别公共卫生事件发生。其中突发公共卫生事件发生的空间信息，需要科学使用并分析空间趋势和严重状况，则有利于降低整个公共卫生事件的影响。可体现在对于传染源的社会属性进行分析，对于易感人群分布地进行高度戒备。这就需要本文所提到的空间视角，以及社会学视野下群体特征的空间视角去进一步研究。

在传播途径方面。交通的发展使得时空概念发生转变，控制传播变得更加困难。时空在以往是分割的，疾病传播交流可能是百年或千年，例如在蒙古大军驰骋亚洲欧洲时，东西方的传染病疫情得到了交融；在欧洲航海家发现新大陆后，印第安人被欧洲人带去的病毒毒害。而如今新交通工具的出现极大缩短了时空距离，以上海到北京为例，乘坐特快列车需要 14 个小时，

115

乘坐京沪高铁只需 5 个小时，乘坐飞机不到 2 小时。地理学家贾内尔称之为"时空收敛"，以不同地点之间移动需要的时间来表示距离的"收缩"。新技术极大地缩短了空间距离，"地球村"的概念逐渐被人所接受。在一些商务人士看来，世界只是变成了在几个城市中的穿梭，人们就在交通工具的管道中流动，周边的其他事物都被忽略。同时也可以看到，在健康领域，尤其对于传染性疾病而言，时空的收敛会带来更多的挑战。疾病会通过现代化的交通工具在世界无障碍的传播，例如新冠肺炎疫情迅速地传播是与现代化交通发展密切相联系的，时空发生了收缩，同时也没有了原始自然屏障对于疾病的阻隔。及早地发现传染源，切断传播途径，分析传播路径都需要空间维度的参与。

（二）健康城市建设需要空间维度支持

在 20 世纪 80 年代健康城市就被提出来，并且有越来越多的国家加入。健康城市的定义是城市需要发掘社区资源，改善城市自然和社会环境，居民都能发挥自身的潜能。[①] 中国的"健康中国"战略，以及地方的例如"健康上海 2030"规划等，也都开始关注城市健康。在健康城市建设中，我们发现新的分析工具的出现为空间分析实证研究提供了平台，为数据收集及分析提供了支持。

数据收集方面，现实生活中智能手机的普及，手持 GPS 和可以定位坐标的电子产品的出现，网格化大数据治理的实施，让收集人们的空间变动信息成为可能和简单。在此基础上，通过多时段的数据收集，可以完整地呈现一个人的运动轨迹。数据分析方面，利用 ArcGIS、R 等数据可视化软件可

① 参见 http://www.who.dk/healthy-cities/ 内容。

以清晰地看出人类活动在空间上的联系，很多空间上的文化和犯罪研究等空间的研究。在这样的背景下，空间理论的运用及其发展将对于社会学的研究有着深刻的现实意义。在突发公共卫生事件中，使用手机信号数据、行程数据、购买记录等海量的数据都可以追溯、预测事件的发展。

（三）城市治理需关注城市的空间正义

城镇化是成为世界发展的主流，城镇化背景下健康风险在管控中也需要更加注重公平正义，减少健康不平等。在城市治理的过程中，注重对空间资源和空间产品分配、利用等的正义。在现实生活中时常会发现群体利益的受损，正如上文空间分析实例所展示的，对于外来人口聚集地社区环境相较更差，进而可能对于健康产生危害。在城镇化过程中产生的社会空间极化和居住隔离，这些也会带来公共资源的配置不均衡。因此，公共资源的获得会存在受益群体差异，不利于特定群体的健康。

同时，健康的内涵并不仅仅表现在身体上的，也不只是卫生和医疗，还包括心理健康等，需要的是社会更多的关注。我们也知道健康的重要性对于个体不仅是重要的人力资本，是重要的可行能力，对于整个社会和国家来说也是重要的资源和能力。因此，城市健康风险的治理不只是应对突发公共卫生事件，也需要尽量减少和降低特定群体的健康风险暴露和健康损害，注重公共服务的均衡，公共利益的最大化。在众多研究中，空间维度在健康风险研究中将发挥重要的理论支持和方案支持。

上海市中小学校园午餐安全现状及对策

杨依晗　王晨诚　李　伟　王　颖*

中小学校园午餐安全风险具有风险影响大、风险阈值低、风险沟通难等特点。近几年来，随着经济社会的发展，学校供餐形式日趋多元，供餐食品品种日益丰富，同时媒体对食品安全事件的渲染，促使全社会对校园午餐安全的敏感度不断提高。在这一新形势下，研究掌握上海中小学校园午餐的安全现状以及面临的困难和挑战，提出保障校园午餐的对策建议，具有重要意义。

一、上海市中小学校园午餐安全现状

截至 2019 年，上海市中小学校共 1540 所（不包含中等职业学校、工读学校、特殊教育学校等），在校学生 143.67 万人。根据问卷调查，在校食用午餐的人数占调查人数的 96.9%。因此，全市中小学集中用餐的在校学生约有 139 万人。考虑到上海 551.9 万家庭户数[①]，中小学校园午餐涉及上海约 25% 的家庭。

---

* 作者系上海市食品药品安全研究中心研究人员。
① 人口、人口密度和户籍人口期望寿命（1978—2018），《2019 年上海统计年鉴》。

本次研究主要采用文献调研、现场访谈调研和问卷调研，结合日常抽检、风险监测、投诉举报、舆情等监管信息的整理分析，探讨目前中小学校园食品的监督检查情况，归纳目前上海中小学校园食品安全存在的问题。现场访谈调研共计访谈单位 7 个，涉及来自上海中小学校、教育局、市场监管局以及基层监管所等单位的 20 位参与食堂安全保障的管理者。调查问卷方面，线上回收关于上海中小学食品安全与营养现状的有效问卷 935 份，覆盖上海 16 个区的公办、民办中小学。以下从法规制度、管理机构、经营模式、监管手段、信息公开和沟通、风险检测以及学生家长的主观感受七个方面分析上海市中小学校园午餐安全现状。

（一）法规制度

当前，在国家法规、部门规章的基础上，上海进一步制定完善了地方法规、规范性文件和技术标准，保障中小学校园食品安全。在法规方面，与校园食品相关的法规主要有《食品安全法》《上海市食品安全条例》以及《学校食品安全与营养健康管理规定》等。其中最为重要的是 2019 年 4 月起正式实施的《学校食品安全与营养健康管理规定》（以下简称《规定》）。《规定》确立了学校集中用餐预防为主、全程监控、属地管理、学校落实的总体原则，建立了教育、食品安全监督管理和卫生健康等部门分工负责的管理体制；细化主体责任，规定学校食品安全实行校长（园长）负责制，提出了不得经营的高风险食品、对供餐单位提出要求、鼓励实施原料公示、视频监控等社会共治手段、鼓励陪餐制、强调了教育行政部门在应急处置中的责任等新要求。2019 年，市市场监管局、市教委印发《关于进一步加强中小学校、幼儿园食品安全管理工作的意见》，全面加强校园食品安全治理，保障学生饮食安全。

建设"放心学校食堂"是上海建设市民满意的食品安全城市的重要组成部分。2019年，市场监管部门出台《放心餐厅、放心食堂管理规范》（TSFSF000001-2019）团体标准，推动餐饮行业质量安全提升。中小学校"放心学校食堂"达标率已达100%[①]。

（二）管理机构

《规定》明确学校食品安全实行校长（园长）负责制，学校应当建立健全并落实有关食品安全管理制度和工作要求，定期组织开展食品安全隐患排查等措施，积极防控风险。上海现已形成学校承担主体责任、教育部门和市场监管部门各司其职的管理结构。

调研发现，学校较好地履行了校园食品安全责任。学校通常由总务主任承担卫生管理和校园食品安全的职责。市场监督管理部门和教育部门的监管人员与学校的总务主任对接联络，学校与外包食堂的管理人员对接联络。学校其他食品安全管理人员还有食堂驻点经理和卫生老师。

每个学校平均每学期接受3—4次教育部门或市场监管部门的现场检查。学校食堂的检查结果优于社会餐饮。相较于全市餐饮服务单位监督检查结果42.0%的良好率[②]，学校食堂的监督检查结果良好率达到86.7%。

（三）经营模式

目前上海中小学校园午餐有学校自建自营、统一订餐、委托经营3种供餐模式，具体情况如下：

---

①② 摘自《2019年上海市食品安全状况报告（白皮书）》。

表 1　上海市中小学校园午餐经营模式

模　　式	分布范围	全市占比
学校自建自营	部分远郊地区	不高
统一订餐	空间特别有限的市中心	约 5%
委托经营	全市	最高

数据来源：作者整理。

对于从供餐单位统一订餐的学校，《规定》明确要求其建立健全校外供餐管理制度，选择取得食品经营许可、能承担食品安全责任、社会信誉良好的供餐单位，并与供餐单位签订供餐合同（或者协议），明确双方食品安全与营养健康的权利和义务，存档备查。同时，对供餐单位提供的食品还应当随机进行外观查验和必要检验，并在供餐合同（或者协议）中明确约定不合格食品的处理方式。2019 年上海具备供应盒饭能力的企业共 23 家。供餐单位数量也是极其有限。

委托经营的模式，即学校采用将食堂承包给具备学生盒饭供餐资质的餐饮公司的方式，由承包方聘请食堂工作人员完成食品采购、制作。学校与供餐单位的合同一年签订一次。这一形式又可分为委托专业化、集团化的餐饮公司和委托小规模经营的餐饮公司两种。对于前者，中小学校园午餐委托专业化、集团化的餐饮公司管理，更有利于通过专业化经营控制经营和采购成本、进一步降低食品安全风险且更有可能满足多元化餐饮需求。

由于用餐空间所限，上海很多中小学校食堂没有足够的用餐空间，因此只能由食堂工作人员将食物分装到餐盘里，送至各个班级。六成以上的小学调查对象在各班级就餐，此比例按照年级升高而降低（见图 1）。中学更多采取的是食堂集中用餐，高中几乎全部在食堂集中用餐（92%）。用餐地点会对午餐的安全和营养产生影响。因为在教室用餐，需要将制备好的午餐进

121

行逐份分装、临时存放、运送分发至各班级，存在控制午餐的适宜温度、缩短从制备到用餐的时长等问题，需避免微生物污染等食品安全风险。同时，在教室用餐也无法对午餐品种进行选择，影响到营养的有效摄入。

《规定》明确有条件的中小学、幼儿园应当建立校长陪餐制度。校长陪餐制中"校长"的概念通常扩大，即校长、中层行政人员等作为校方代表轮流陪餐，对于长期食用校园午餐的感受难以作出客观评价；或扩大校长陪餐制的"餐"，即陪餐而不同餐。只是做到在用餐时及时倾听学生意见，并没有感同身受。

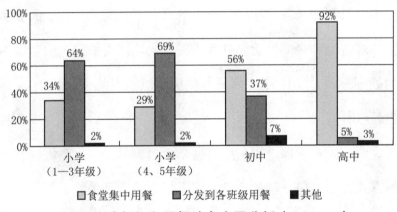

图1　就读年级和用餐地点交叉分析（p=0.001）

（四）监管手段

《规定》明确有条件的学校食堂应当做到明厨亮灶，通过视频或者透明玻璃窗、玻璃墙等方式，公开食品加工过程。上海自2016年起开始具体实施"学校食品安全信息管理平台"的组织搭建、运行管理、提供监管服务的顶层设计。目前中小学校"明厨亮灶"覆盖率均已达100%，实现了"工作过程可管理、隐患风险可预警、责任主体可追溯、影响范围可排查、信息数据可分享"的校园食源追溯全过程信息监管服务。"明厨亮灶"工程目前已发展到 4.0 版本，新融入人工智能、区块链、大数据分析、云计算、增强现实、位置服务等技术，实现监管过程自动识别、自动判断、自动跟踪和自动反馈。

（五）信息公开和沟通

《规定》鼓励学校公示食品原料及其来源等信息，鼓励食堂采取视频监控、玻璃幕墙等方式公开食品加工过程。大部分学校（80.9%）做到了信息公开，普遍采用"学校宣传栏""学校网站""微信公众号"这 3 种公开方式，69.6% 的家长可获知"当天食堂供应的菜谱"，46.7% 的家长可获知"当天食物供货来源"，45.3% 的家长可获知"食堂人员健康证"。由此可知，学校信息公开制度在实际中得到了一定程度的落实。

学校在保障食品安全方面所采取的措施中，主要是张贴健康证、征求家长意见、组织家长代表参观食堂、给食堂评分等。学校在食品采购、食堂管理、供餐单位选择等涉及学校集中用餐的重大事项上，应当以适当方式听取家长委员会或者学生代表大会、教职工代表大会意见。

（六）风险监测

近三年来，上海市食品安全监管部门未接到中小学校园集体性食物中毒报告，校园食品总体安全可控。学校腹泻类事件一般最终确定为诸如病毒等传染病。根据投诉举报数据，有关中小学疑似食物中毒事件的投诉举报约占总投诉举报的万分之八，且多数诊断为急性胃肠炎，与食物中毒没有关系。但是，当前餐饮作为消费主要环节，特别是学校食堂、公共餐饮环境卫生及食品安全，公众的关注度普遍较高[1]。

123

---

[1] 摘自《2018 年上海市食品安全状况报告（白皮书）》。

（七）主观感受

当下上海中小学生在校用餐的食品安全与营养供应满意度总体处于中等以上水平，在用餐数量、温度等安全上的要求已基本满足，已逐步表现为对食品的口味、营养等高层次方面的需求（见图2）。但是，不同区域对满意度有显著性差异（p < 0.01），各项指标满意度由高到低依次为中心城区、非中心城区和浦东新区[①]。

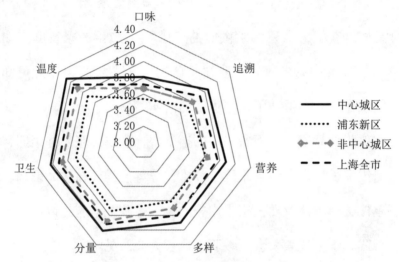

图2 上海不同区域对校园午餐安全与营养的满意度

在保障校园午餐的安全措施方面，71%的调查对象对学校保障食品安全措施感觉满意（见图3）。总体满意度由高到低依次为中心城区、非中心城区和浦东新区。三类不同区域在"食堂硬件要求""食堂软件要求""家长参与学校食堂管理"和"加强对食品安全与营养方面的宣传教育"共4项呈现出显著性差异。

① 浦东新区因其辖区面积和常住人口均占上海的20%，辖区面积超过中心城区（除浦东新区外环内）之和，因此作为独立样本分析。

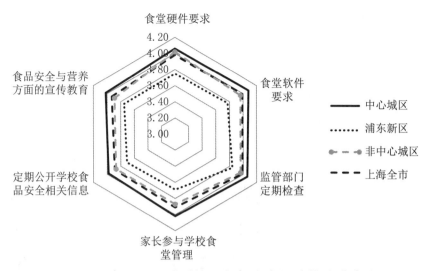

图 3　上海不同区域对校园午餐安全保障措施满意度

综合以上分析，我们认为，目前上海市中小学的校园午餐的法规制度较为完善，形成学校承担主体责任、教育部门和市场监管部门各司其职的管理结构机构，实现了专业化、集团化经营，实现了制作加工过程信息化控制，食品安全状态总体较好、安全可控、优于社会餐饮，食品安全事件发生率保持低位。但是由于用餐空间、委托经营企业的专业化规模化、学校对食品安全的重视程度上存在差异，可能会带来风险。

二、上海市中小学校园午餐潜在风险

前文从上海中小学校园午餐安全的客观情况和主观感受方面，作出了对当前安全状况总体较好、安全可控的判断。以下将从法规制度落实的意识、校园午餐的经济属性、供应能力的需求趋势和风险交流的专业化程度来讨论上海市中小学校园午餐的潜在风险。

（一）法规制度的理解与落实程度不一

部分法规制度在不同行政区域和学校中实施的程度不一，分析原因：一是食品安全意识有差异。不同行政区域的教育部门的重视程度及学校领导的管理理念不一。少数教育部门及相关领导只是将重点放在学生的教育教学水平及学校的大安全上，保障总体稳定即可，对于食堂中发生为数不多的、非集体性的食物中毒并不担忧。二是监管资源有限。不同行政区域的监管力度不同，部分区域的市场监管所受限于区域内社会餐饮总量多、新增多，对学校的监督和指导不足，表现在：部分区域的市场监管所很少定期进行检查，也没有采取联动措施，或与学校建立沟通机制等方式来引导、督促学校食堂进行自我监督，提高责任意识。三是社会共治的模式尚未建立。部分家长对于学校午餐安全尚未参与，重视程度不一。

（二）营利性和公益性的天然矛盾

企业的营利性和校园午餐的公益性相矛盾。校园午餐消费特征具有有限排他性和非竞争性，是一种准公共物品。由于学校食堂的公益性，食堂经营主体不能以利润最大化为其第一目标，必然导致其缺乏劳动积极性和创造性，会以减少员工人数、降低原材料品质、减少质量控制手段等方式压缩成本，提高经济效益，这也将带来食品安全的风险。尤其在学校食品安全保障意识不强的情况下，容易造成学校监管的乏力或缺失。另外，对于学校食堂基础设施的投入相对不足，难以缓解公益性和营利性的矛盾。经调研，当前上海中小学食堂硬件设施改造资金投入稍显不足，学校每年硬件设备的资金投入远远达不到学生人数增长的配备标准。

（三）既定的供应能力与学生人数差距加大

根据2012—2019年数据分析，8年来上海市中小学人数变化较为平稳，但是小学数量不断减少，因此，8年来，每所小学的平均在校人数从999人/所升至1184人/所，增长了18.5%。（见图4、图5）。未来，供应能力和上升的学生人数之间的矛盾将不断扩大。在中心城区学校大多存在食堂超负荷运转的现象。由于用工成本不断上涨，加之相关规定对于操作人员数量配备没有标准，导致食堂工作人员数量的降低、学校午餐准备时间提前等潜在问题。

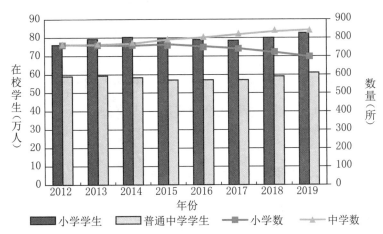

图 4　2012—2019 年上海市中小学学生数与学校数

数据来源：上海市教育工作年报。

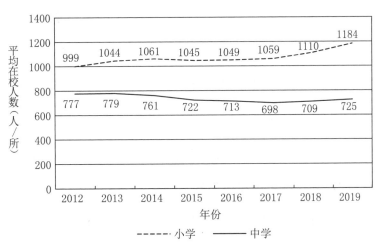

图 5　2012—2019 年上海市中小学学校平均在校人数

数据来源：上海市教育工作年报。

（四）风险交流专业性不足

上海中小学校园食品安全在客观方面总体安全可控、优于社会餐饮，安全事件发生率保持低位。但是，回顾近年来发生的上海中芯国际学校等事件和处理，以及调查问卷中反映的食品安全宣传情况，可以发现公众对食品安全信任感较低、监管部门与社会公众之间缺乏主动的食品信息交流、相关信息的公开程度和及时性不够。依据风险性质的高低和公众愤怒程度的高低将风险交流分为四大类型①。上海的校园食品安全主要为危害低而愤怒高的情况，应重在对愤怒的处理和应对上，要重在安慰过于不安的人们。这样的风险交流科学分析对上海校园食品风险交流工作大有裨益。

三、国外学校供餐管理的经验

美国和日本都较早进行学校集中供餐，在20世纪50年代出台了国家层面的法规，已经具备了较成熟的理论和实践体系。

（一）健全的法律体系

美国从1946年颁布的联邦法律《全国学校午餐法》（*National School Lunch Act*）先后制定了多部法案与法规，规范和保障中小学午餐供给，比如《儿童营养法》《2004健康、无饥饿儿童法案》《学校早餐及午餐项目营养标准》《学生营养项目食品购买标准》等。此外，美国各州还可以根据联邦的法规结合本州的情况，对本州的学校午餐供给提出本州的要求。

日本于1954年出台针对供餐管理的《学校给食法》对学校供餐的各个方面（设备设施、卫生要求、人员要求、补贴政策等）均予以明确规定。其后，日本教育部门提出相关具体要求及配套实施标准，在学校供餐卫生管理的实际操作层面予以指导。并且这些配套标准不断修订。1997年由日本的

---

① 厉曙光：《食品安全与风险交流》，《环境与职业医学》2014年第10期。

教育部门文部科学省制定《学校供餐卫生管理的标准》，在 2003 年、2005 年分别进行了修订，更严格、细致地突出了对学校食堂、配餐中心的特别卫生要求。在出台法律制度基础上，日本监管部门及学校针对食堂建立了相关的卫生管理细则，以规范食堂相关操作及管理人员的食品安全行为。

（二）监管主体责权明确

美国和日本采取以教育部门为主导、卫生部门进行指导和监督检查的管理模式。美国中小学午餐供给的监管主体多元且责权分工明确。在纵向上联邦政府、各州及地方都有相应的负责部门，形成从国家到地方的完整分级管理体系。在学区一级，由当地学校食品局（School food authority）负责午餐供给的各项具体事宜。学校食品局严格按照《全国学校午餐法》的规定执行学校午餐供给的管理权。在保证学校午餐供给非营利性的基础上，学校食品局还要根据联邦政府对每餐的现金补助额来确定本校减价或全价午餐的价格。

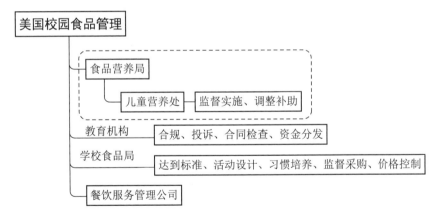

图 6　美国学校午餐管理组织结构

数据来源：作者整理。

129

日本学校营养午餐的组织实施由文部科学省及地方教育委员会负责，其中文部科学省负责总体规划与宏观管理，地方教育委员会负责具体实施与操作。厚生劳动省负责从食品卫生的角度进行宏观指导与监督检查。学校建立了以校长为中心的运营组织，负责指导学生供餐和日常供餐业务。此外，小学会设立学校供餐委员会，对学校供餐的实施计划和运营的基本方针等事项进行审议。学校供餐委员会下设供餐指导、立案、联络和调整等具体负责小组，有的学校还会设立物资管理等相关事务的处理小组（见图7）[①]。

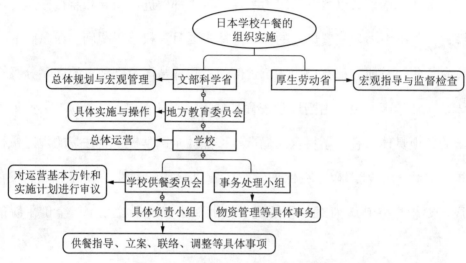

图 7　日本学校午餐管理组织结构

因此，学校供餐需要校内多方人员的密切配合，包括学校的供餐主任、学校营养职员、保健人员、家长代表等。供餐的最终责任者是地方教育部门，每个实施小学供餐的实质性责任者是该校校长。

（三）集中采购原材料

对于原料采购、加工、留样等方面有具体的操作性规定，且高于一般的食堂卫生要求。

美国的学校食品服务项目由美国教育部的学校食品办公室负责实施，有

130

---

① 周瑞敏：《战后日本小学供餐史研究》，苏州科技学院，2015年硕士论文。

2 项目标：一是优先采购当地的新鲜食品；二是采购符合可持续性和健康标准的食品。学区用于午餐供给的设备及食品原材料之采购均严格遵守美国联邦与州关于校餐供给的法律以及《学生营养项目的食品购买指南》的规定。

日本学校食材采购一般有两种采购方式，一是各个学校直接从购入点采购，二是同一地区的多个学校一起采购。对于第二种采购方式，多个学校的供餐菜单基本是相同的，这样才能以低价购入大量的食材，也方便与卖方的沟通、支付。由于供餐新鲜度的要求，食材采购量一般只需满足 1—2 周的需求。

（四）信息公开和社会共治

美国中小学午餐供给的监管程序严谨且透明。每个月、每个季度、每个财政年度，与午餐供给相关的各机构都要制定相应的报表并逐级递交。例如根据《全国学校午餐法》的规定，每年州政府对本州实施学校午餐供给的中小学或学区所进行检查，其检查结果要公布给公众，并要为有质疑的公众提供检查报告的副本用于其核查。提供午餐供给的中小学或学校食品局要将学校供餐的菜单告知家长以便学生、家长及公众对其进行监督或提出建议。此外，对于午餐供给运营较好的学区名单、运营中存在问题的学区名单，以及午餐供给措施上的变更等信息，都将及时出现在联邦及各州的相关网站上。美国纽约市开发了"学校食品"手机软件（schoolfood），使得全社会可以在任何时间查看学校菜单。

日本在学校食堂供餐管理上，建立了聚集各方力量的委员会，包括家长代表、校方管理层、专业营养师等，对食材采购、加工、储存等环节提供了有效的社会监督。

四、对策和建议

近年来，经学校、市场监管部门、教育部门的相互配合共同努力，严守安全底线，上海市校园午餐风险总体可控。在 2020 年新冠疫情发生以后，学生群体的身体素质、营养状况得到了进一步重视。因此，我们应进一步筑牢校园午餐安全基础，同时对于午餐安全赋予食育和营养等更多意义。

（一）落实学校主体责任，完善监管和考核机制

当前，上海市中小学校园食品的相关制度已较为完善，但是执行效果不一，这其中的关键原因在于学校对食品安全的重视程度以及对学生午餐满意度的关注程度。现阶段，法规对陪餐制、食育等措施只是建议和鼓励，建议在相关机制完善中，进一步明确学校责任落实。一是加强抽查、突击检查、巡查，作为春季、秋季开学学校食堂专项检查的补充。二是在考核中将学生的午餐满意度、家校沟通的实际效果、信息公开途径的知晓度等计入加分项中，鼓励学校发挥主观能动性。三是重点关注满意度较低的区域，满意度可能是食品安全风险的"预警指标"。

（二）升级智慧监管技术，加快各区数据整合

基于各区教育部门和各学校单位的支持和投入，上海已基本实现中小学校园食堂实时视频监控的全覆盖，可以极大地缓解监管资源有限的压力。但是，各区视频监控的技术应用水平的智能化程度不一，有些能实现自动抓取违规行为、自动警告提醒，有些则只能简单记录存储。而且，由于当时各区各自开发系统，暂未能形成全市统一的监控平台。建议监管部门统一升级视频监控技术，不仅能够实时监督后厨人员是否有违规操作，还能够进行异物抓拍及空气温湿度检测；同时加快各区校园食堂监控数据的整合，根据监管需求进行日常监管数据的统计类型和维度，实现日常全范围远程监管，提升

科学监管水平。

（三）推动集中供餐规模化，加强源头风险控制

校园餐饮服务走向专业化是必然趋势。委托经营已成为上海校园午餐的主要经营模式。委托经营可以让学校专注于教学和食品安全风险管控，比如完善食品安全管理制度和工作要求、定期排查管控风险、跟踪用餐反馈，而餐饮公司可以专注于日常的食品安全风险控制和食品质量提升。然而，一些中小型的餐饮服务公司，在成本控制、食品安全风险控制方面与连锁经营或集团化经营的餐饮服务公司有一段差距。建议参考国外学校食堂集中采购原材料的做法，在区一级层面集中采购甚至定点供应原材料，帮助经营企业降低成本，有利于控制源头风险。

（四）回应多元化需求，提升风险交流的专业性

风险交流是食品安全风险分析框架中的重要组成部分，这也是食品安全控制体系中的薄弱环节，我国食品安全监管仍存在"交流缺位"。当下校园午餐安全舆论事件，多数掺入了各类社会情绪，已超越了食品安全问题本身。建议不同监管部门联动合作，通过信息技术手段，及时公开社会公众所关注的不同信息点，关注并分析社会公众的主观情绪，及时采取专业的应对策略开展交流。通过构建"多保险"的校园食品安全监督关系，让校园食品安全的监督管理从对政府的单向依赖，过渡为"校园监督、家长知情、公众参与"的基于社会共治的新监督关系。

（五）加大政府投入，提升食育和营养的水平

校园午餐作为准公共物品，目前上海已经可以达到维持其安全可控的基础水平。在物价持续上涨时，却无法有效灵活地调整午餐价格。上海家庭对于校园午餐的期望早已从温饱提升到营养美味，这也将成为全面进入小康

133

社会后的中国家庭的普遍期望。2020年以来，习近平总书记提出"厉行节约 拒绝浪费"，对制止餐饮浪费行为作出重要指示。2018年，上海市教委印发《关于进一步加强本市中小学学生营养午餐及"食育"工作的通知》也开始围绕食育、光盘行动等提出建议。提升校园午餐质量，是杜绝食物浪费的有效手段。上海中小学校园午餐涉及一百万上海家庭。建议上海作为食品安全水平较高、经济发展较好的城市，对标国外发达甚至发展中国家的政策标准，探索建立校园午餐的补贴投入机制，以提供"营养丰富、美味可口"的午餐为目标，引导合理搭配膳食，培养学生养成健康的饮食习惯，综合提升上海地区校园的食育水平和学生的营养水平。

推广"食安封签"守护外卖食品安全

朱梓明　张露霞*

一、背景与起因

上海每天有 200 多万单外卖餐饮食品服务，在享受外卖食品便捷的同时，其卫生安全问题也成为市民的忧心事。"上观新闻"公众号发表《"外卖小哥往食物里连吐 4 次口水"后，问题来了：外卖封口，要强制执行吗》的文末进行问卷调查，其中 92% 的读者认为"有必要"。针对市民日益增长的外卖食品需求和外卖食品安全水平亟需提升的现实矛盾，上海市市场监管局决定于 2019 年 8 月起，以"食安封签"的完整性避免食品在配送过程中可能受到的二次污染为切入点，通过机制完善、技术创新和多方共治来规范外卖配送服务，用"小标签"来撬动食品"大安全"，守护好外卖食品安全。

二、做法与经过

"食安封签"是为了保障外卖食品安全而给包装进行密封处理的一道封签。该封签经过特殊处理，一旦撕开即刻损毁，无法重复使用，其是否完整

135

---

* 作者系上海市市场监管局食品协调处工作人员。

是判定所封封口是否被打开的重要依据。

2019 年，上海市徐汇区市场监管局设计了防拆卸的一次性密封包装"食安锁"，发布了《外卖食品包装件》团体标准，并由美团点评、饿了么在外卖配送中试点推广。2019 年 8 月起，上海市市场监管局开始在全市范围内推广"食安封签"。在推广"食安封签"的同时，上海同步进行制度探索，以期用市场规则来引导、鼓励使用"食安封签"。2020 年起，全面推广"食安封签"，实现上海外卖配送可以使用"食安封签"。

三、成效与反响

目前，上海推广"食安封签"的工作有序推进，显现出良好的社会共治格局，为不少外省市学习、复制并推广。特别是新冠疫情发生后，"食安封签"在外卖食品无接触配送过程中发挥了积极作用，也为后续的推广工作积累了新经验、打开了新窗口、提供了新机遇。

一是宣传发动有力。市市场监管局设计公益宣传版封签和宣传画，召开新闻通气会，所拍摄的"食安封签"宣传片在 40 多个主要商圈及近百个街镇食品药品安全科普站滚动播放，"食安封签"的市民知晓率大幅度提高。各个阶段的推广活动，被包括中央电视台和上海本地媒体广泛报道。

二是"食安封签"市场投放量逐步提高。经市市场监管局组织，社会各界投放 4500 多万个封签（不含企业自行制作的）。位于上海五角场地区的点都德（合生汇店）率先在美团 App 的页面上开辟"食安心"栏目，供消费者选择是否使用"食安封签"。

三是"食安封签"产品推陈出新。市场上先后出现了 3 个版本的封签。1.0 版封签由一次性不干胶印刷而成，贴合后封签拆开即损坏。该版封签主要由美团点评和饿了么推出，其长处是简单易行，没有门槛；短处是有一定成本，也无法排除封签中途被换的可能，在封签唯一性上存在欠缺。2.0版封签使用热敏贴技术，将收银小票和封签合二为一，当场打印而成。该版封签由饿了么联合银行推出，具有封签唯一性高、成本低和能记录订单信息等优势，但也存在需要特制收银打印机、与银行开户捆绑的不足。3.0版封签是可循环使用的智能电子封签，具备识别封签是否被拆启的性能。该版封签是一家技术公司瞄准封签市场专门开发的，优点是唯一性高，能全程记录配送过程，且1个封签可以开合数万次，成本较低；缺点是由他人代收时仍存在被污染的风险且无法记录外卖食品信息。上述3个版本各有所长，彼此间不是迭代更新关系，而是并行存在，供市场自由选择。

四是市场要素有机结合。太平洋保险印制载有食品安全责任险宣传内容的1.0版封签，并将封签赠送给购买保险的餐饮商户，实现了推销责任保险、推广封签和推动食品安全与保险知识宣传的"三合一"。还有一些商业综合体将入驻商户使用"食安封签"作为提升商场品质的一个抓手。上海市食品安全工作联合会等组织开展包括"食安封签"内容的食品安全知识培训，广泛推介"食安封签"。

五是制度供给充足。2020年9月22日，上海市市场监管局举行"食安封签"宣传活动，发布了地方标准《一次性食品安全封签管理技术规范》（以下简称《标准》）、规范性文件《上海市餐饮外卖食品封签使用管理办法（试行）》（以下简称《办法》）。同时，上海市食品安全工作联合会、上海市消费者权益保护委员会联合发布《关于倡导本市餐饮外卖规范使用食品安全封签的指南》（以下简称《指南》）。3个文件针对前期上海市在"食安封签"工作中的思路与探索进行了梳理、精炼和总结。《办法》是全国首个专门规

137

范"食安封签"的规范性文件，解决了什么是"食安封签"、如何使用"食安封签"、如何管理"食安封签"等问题。《标准》明确了一次性"食安封签"的具体技术要求，成为《办法》的配套规范。《指南》明确了不同情形下纠纷各方举证责任分配和有关证据效力认定，目的是通过规则的制定和实施，避免纠纷发生或快速处理纠纷，发挥封签定分止争作用，形成鼓励使用封签的导向。3个文件各有侧重，错位互补，既有行为规范，又有技术要求，既有监管部门行政规定，又有社会组织行业倡导，形成了三位一体的制度供给，使推广"食安封签"有"制"可依。

四、探讨与评论

推广"食安封签"以来，引起了社会关注，但也面临一些瓶颈问题。一是消费者需要"食安封签"的消费共识已经形成，但是使用"食安封签"的消费习惯还未养成，消费者用脚来投票形成对商家的倒逼之势没有形成。二是推广"食安封签"，商家远期、间接的受益大，近期、直接的收获少，商家的主动性还不够、内生动力还不足。三是平台积极推动，但是强有力的后续推力还有欠缺。四是监管部门热情高涨，但是获得工作成效尚待时日。目前法律、法规和规章都未对使用"食安封签"进行规定。《中共中央、国务院关于深化改革加强食品安全工作的意见》也仅是"鼓励餐饮外卖对配送食品进行封签"。对于定性为鼓励性的工作，监管部门更多的是运用宣传、引导和激励的软措施，要发挥功效需要较长的时间来培育消费者新消费习惯和市场新交易规则，无法立竿见影，需要监管部门的久久为功的耐心、韧性。

针对上述问题，应从下面几点进行突破，并持之以恒地推广"食安封签"。

第一，要努力实现点上突破。一是要在商家上实现突破。两家平台各筛选出连锁或者外卖数量大的 1000 家商家，鼓励其使用"食安封签"，培育出行业标杆。遇有推广难题，市、区市场监管局要采取措施，帮助解决。二是要在区域上实现突破。在试点商圈中选定一些区域，按照全覆盖的要求形成"食安封签"推广示范区，发挥引领作用。三是要在平台功能上实现突破。引导美团点评、饿了么在各自的 App 上商家的销售窗口中设置"食安封签"栏目，既增加使用"食安封签"的辨别度，发挥封签在交易中的加分作用，又引导商家遵守承诺，自觉使用封签。

第二，持续开展面上发动。在推广"食安封签"中，消费者是核心，关键在商家，发力点为平台，外卖小哥是参与者。这就需要花力气在相关主体间形成推广的共识。要继续在全市范围内张贴"食安封签"宣传画，在电视台、电梯广告、商圈宣传屏上播放公益广告，综合运用新闻媒体、新媒体等进行宣传造势。要抓住舆论热点，主动发声，借势借力开展宣传，保持社会各界对推广"食安封签"的关注度。要借鉴浦东新区市场监管局发动保险公司对投保食品安全责任险的餐饮单位赠送封签的做法，通过有效结合、有机融合，发动所有能够发动的力量推广封签。要做好对商家、平台、外卖配送人员的宣传培训工作，将政策宣传好、利弊讲清楚，消除顾虑，激发动力，将与外卖安全密切相关的各方发动好。

第三，继续推进技术创新和制度完善。从保障食品安全角度而言，外卖食品的防护措施应当与预包装食品类似，但现实中却缺乏预包装食品所采用的封闭包装和贴有食品标签。创新而出的 2.0 版封签恰能弥补外卖食品上述不足。可以在封签的条码中写入外卖食品的相关信息。随着 5G 等技术运用，会产生更多新品，出现更多惊喜，消费者通过扫码等技术即可知晓外卖食品相关信息，体验"封签到手、安心享有"的全新感受。特别是 2.0 版封签所依托的特制收银打印机背后的资金、数据蕴藏着巨大的商业价值，其推广前景十分可观。因此，我们有足够理由相信，当商业运作与现代科技相结合，一切皆有可能，"食安封签"推广之路会越走越宽，也需要我们根据技术创新和市场实践，对现有制度进行完善。

上海生物医药产业发展的
整体格局与创新能力建设

王玉梅　孙　洁*

一、上海生物医药产业发展的整体态势

（一）产业规模与地位

2019 年，上海生物医药产业经济总量 3833.3 亿元，比上年增长 11.6%，其中生物医药制造业实现工业总产值 1319.9 亿元，增长 7.3%；医药商业实现商品销售总额 2113.1 亿元，增长 7.0%；生物医药服务业完成总产出 400.3 亿元，增长 17.9%。生物医药产业发展继续保持生产制造、商业流通和研发服务外包"三业并重"的格局。

1. 生产规模持续增长，对工业的支撑作用进一步显现

2019 年，上海生物医药制造业（规模以上口径）在工业经济下行压力加大的不利背景下逆势上扬，生产规模继续保持较快增长水平，完成工业总产值 1319.88 亿元，比上年增长 7.3%，高于全市工业平均水平 7.6 个百分点，拉动全市工业增长 0.2 个百分点。

141

---

* 作者系上海社会科学院科研人员。

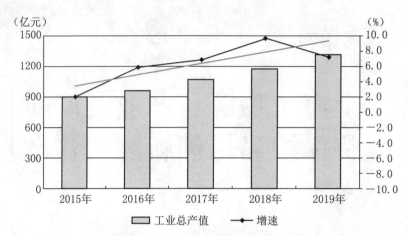

图1　2015—2019年上海生物医药制造业工业总产值
数据来源：上海市统计局。

2．重点行业集中发力，带动行业整体发展

2019年，生物医药制造业聚焦关键优势领域，取得了显著成果。得益于上海重点推动抗体药物、新型疫苗、蛋白及多肽类生物药等项目产品研发和成果产业化，生物、生化制品制造业比上年增长19.5%，增速居首；得益于上海加大在恶性肿瘤、心脑血管疾病等创新化学药物研发及产业化发展的规模效应，化学药品制剂制造业增长10.6%，居第二位。这两个行业增速分别高于生物医药制造业平均水平12.2个和3.3个百分点，合计拉动行业增长7.4个百分点。

3．企业效益大幅提升，盈利能力实现突破

2019年，上海生物医药制造业资产总计达2210.58亿元，比上年增长8.8%；完成营业收入1376.97亿元，增长9.8%；实现利润总额208.47亿元，增长31.1%，增速比上年加快29.9个百分点，高于全市工业44.8个百分点。

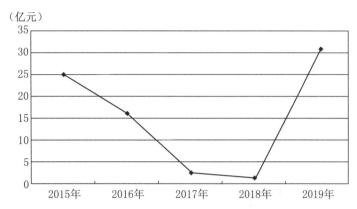

（亿元）

图2 2015—2019年上海生物医药制造业利润总额增长趋势
数据来源：上海市统计局。

（二）产业结构

1. 生物医药制造业细分领域聚焦优势，迈向高质量发展

2019年，上海生物医药制造业明确优先发展生物制品、重点发展医疗器械、持续发展化学药物、促进发展现代中医四大方向，集中优势力量，行业向更高质量发展。

化学药品制剂制造业和医疗仪器设备及器械制造业作为支撑生物医药制造业稳步增长的重要支柱，工业总产值占行业的比重分别从2016年的

表1 2019年上海生物医药制造业重点行业工业总产值增长情况

	企业数（户）	工业总产值（亿元）	比上年增长（%）	比重（%）
生物医药制造业合计	388	1319.88	7.3	100
生物、生化制品制造业	51	156.18	19.5	11.8
化学药品制剂制造业	54	519.41	10.6	39.4
医疗仪器设备及器械制造业	145	293.39	6.9	22.2
中药饮片及中成药制造业	34	111.42	2.8	8.4
化学药品原药制造业	35	106.31	—7.9	8.1

数据来源：上海市统计局。

143

35.0% 和 21.7%，提高到 2019 年的 39.4% 和 22.2%，两个行业合计占比超过六成，是推动生物医药制造业发展的最大动力；由于高耗能、高污染、低附加值的低端原料药生产企业在环保高压态势下逐步被淘汰，化学原药制造业明显萎缩，占行业比重比从 2016 年的 9.7% 下降到 2019 年的 8.1%。

（1）化学药和生物药

2019 年，上海 20 家重点化药企业工业总产值总计达到 1156.97 亿元，同比增长 10%。其中排名前 4 位的企业均为百亿元规模级企业，上海医药集团股份有限公司、上海复星医药（集团）股份公司以及上海现代制药股份有限公司均实现了两位数的增长。20 个企业中 9 个企业的产值实现两位数增长。其中增幅最大的是上海丽珠制药有限公司 31.13%，上海恒瑞医药、上海博莱科信谊药业和第一三共制药（上海）有限公司增幅也都超过了 25%。9 家企业的产值有所下滑，这也是近年来少有的现象。

生物制品行业景气度高，目前世界领先药企研发管线近半是生物制药，且生物药具有较高门槛，受政策降价影响也较小，预计在较长期内可维持增长态势。随着科创板的成立，生物制药企业纷纷选择在国内上市，融资渠道也明显拓宽。作为上海优先发展的重点领域，生物、生化制品制造业始终保持较快增长。2016 年至 2019 年，工业总产值年均增长 11.7%，高于行业平均水平 4.5 个百分点，在生物医药制造业重点行业中位列第一。

（2）中药

2019 年中药行业工业总产值、主营业务收入增长平稳，利润总额小幅增加。药监部门和国家医保局的医保控费等医改政策对企业造成了直接影响。从经营状况看，企业分化加剧，强者恒强。而生产规模不大的或产品单一的企业，将面临结构调整和企业分化。2019 年新版医保目录发布，品种有进有出，总量基本稳定，进一步强调医保支付标准制度和中药处方权，中药新增限制权。对中药企业是严峻的考验。新形势下的传统发展模式将发生变化，从销售驱动、仿制为主转型向研发驱动、仿创结合。

从全国的情况看，2019 年主要经济指标增速均有下滑，主营业务收入和利润总额的增速持续走低，同比增长 8.0 % 和 7.0 %。全国医药企业分化严重，一些大型企业成为行业增长的主要力量，小型企业表现乏力。从上海的情况看，工业总产值完成 118.85 亿元，同比增长 8.64%，主营业务收入完成 158.28 亿元，同比增长 9.57%，利润总额完成 17.29 亿元，同比增长 3.79%。

表 2　2019 年医药工业主营业务收入、利润完成情况

	主营业务收入（亿元）		利润总额（亿元）	
	2019 年 1—12 月	同比增幅（%）	2019 年 1—12 月	同比增幅（%）
全国医药工业合计	26147.40	7.95	3456.9	7.02
全国中药工业合计	6519.44	3.65	756.03	− 8.06
全国中成药	4586.99	7.52	593.19	− 1.76
全国中药饮片	1932.45	− 4.50	162.84	− 25.48
上海中药工业合计	158.28	9.57	17.29	3.79
上海中成药	99.03	4.28	13.62	5.65
上海中药饮片	59.25	19.73	3.67	− 2.57

来源：国家统计局，工信部。

具体到企业层面，2019 年全市 20 家中成药生产企业。和黄药业由于麝香保心丸、胆宁片核心产品市场优势始终保持在行业领先地位，排名第一，销售持续增长。中药注射剂受到国家政策影响的企业出现销售下降趋

势。其他企业虽然在主营收入上有所增长，但由于国家对药品的监管要求的提高、药品的质量标准也不断地提高，使企业在管理费用、销售费用、原料采购、设备检测费用等方面有所增加，故企业在不同程度上出现利润下降。有6家企业出现不同程度亏损，主要是生产规模小、产品单一、GMP改造等原因造成亏损。

2019年全市21家中药饮片生产企业，主营业务收入在2亿元以上的有9家。4家企业亏损，主要原因在于企业生产规模较小，部分中药材原料上涨，企业送检费用上升，企业管理、用工、环保、销售费用增加。

（3）医疗器械

2019年按医疗器械行业产品分类统计的十大类，均实现了稳定增长。其中，"高分子材料、制品、植入、人工器官"、"医用电子仪器、超声仪器"、"医用X机、高能、核素设备及部件"、"手术、急救、病房护理设备"、"实验室、医教及消毒设备"、"医用卫生材料和敷料"、"手术器械、缝合、黏合材料"、"光学、激光设备"类保持较快增长，分别达到25.5%、23.1%、21.3%、18.6%、17.1%、15.7%、13.6%、11.1%。"分析检验、血液处理"、"口腔材料及设备"类也有一定的增长，分别达到9.1%、8.7%。

表3　2019年十大类产品工业销售产值完成情况（100户统计企业）

（单位：万元；%）

产品分类	2019年		2018年	累计同比	占总额比例
	12月	1—12月	1—12月		
十大类产品工业销售产值合计	324193.6	3452592.1	2903979.8	18.9	
一、医用电子仪器、超声仪器小计	32694.3	358761.6	291476.0	23.1	10.4
二、手术、急救、病房护理设备小计	25651.2	315683.6	266084.0	18.6	9.1
三、高分子材料、制品、植入、人工器官小计	68404.4	786837.5	626986.9	25.5	22.8

（续表）

产品分类	2019 年		2018 年	累计同比	占总额比例
	12 月	1—12 月	1—12 月		
四、医用卫生材料和敷料小计	25625.6	268540.8	232047.7	15.7	7.8
五、手术器械、缝合、黏合材料小计	6294.7	73242.4	64501.7	13.6	2.1
六、口腔材料及设备小计	2343.4	27876.1	25645.0	8.7	0.8
七、医用 X 机、高能、核素设备及部件小计	84089.8	867947.3	715616.2	21.3	25.1
八、分析检验、血液处理小计	58171.0	557524.6	510847.6	9.1	16.1
九、光学、激光设备小计	8273.0	69817.4	62866.0	11.1	2.0
十、实验室、医教及消毒设备小计	12646.2	126360.8	107908.7	17.1	3.7

2. 医药商业加快结构调整，保持平稳有序

2019 年随着国家新的《药品管理法》等法律法规的颁布，新版医保目录下发、医保支付改革等医保政策及"4+7"城市药品集中采购[①]和集中采购扩围等医改政策的密集出台，上海医药流通行业加快结构调整，转变供应链服务模式，经济保持平稳有序地发展。2019 年销售规模达到 1594.89 亿元，同比增长 5.96%。

购进方面，2019 年商品购进总额 1489.95 亿元，同比增长 13.38%，其中从生产者购进 839.08 亿元，同比增长 19.64%，从批发零售贸易业购进 442.61 亿元，同比增长 0.92%，直接进口 208.27 亿元，同比增长 19.56%。按大类分，规模最大的仍是药品类，增速最快的包括医疗器械、化学试剂等。

---

① "4+7"药品集中采购是由国家医保局、国家卫健委、国家药监局等部门组织的以北京、上海、重庆、天津（4 个直辖市）和沈阳、大连、厦门、广州、深圳、成都、西安（7 个副省级城市）共 11 个试点城市的公立医院为集中采购主体，组成采购联盟进行带量议价的工作。

表4　2019年上海医药商品购进按大类分

大类名称	2019年累计（亿元）	同比增减（%）
药品类	1154.16	13.36
医疗器械类	73.47	25.94
化学试剂类	19.30	22.45
玻璃仪器类	1.28	6.27
中药材类	35.08	－5.37
中成药类	151.96	8.35
其他类	54.69	26.24

数据来源：《2019上海医药商业经济运行情况》。

销售方面，2019年商品销售总额1594.89亿元，同比增长5.96%，其中对生产企业销售13.35亿元，同比下降25.60%；对批发的销售729.00亿元，同比增长4.71%；对医院终端的销售644.99亿元，同比增长11.73%；对零售终端的销售92.74亿元，同比下降3.56%；对居民的零售额96.11亿元，同比增长1.78%，直接出口18.70亿元，同比下降19.06%。2019年行

表5　2019年上海医药商品销售总额前20位企业

企业名称	企业名称
上药控股有限公司	国药集团化学试剂有限公司
国药控股分销中心有限公司	上海康健进出口有限公司
国药控股上海医院销售总部	国药控股国大复美药业（上海）有限公司
上药康德乐（上海）医药有限公司	上海第一医药股份有限公司
罗氏（上海）医药贸易有限公司	上海海吉雅医药有限公司
上海信谊联合医药药材有限公司	国药控股国大药房上海连锁有限公司
上海上药雷允上医药有限公司	国药控股凌云生物医药（上海）有限公司
上海九州通医药有限公司	上海医药集团药品销售有限公司
上药医疗器械（上海）有限公司	国药控股和记黄埔医药（上海）有限公司
华润医药（上海）有限公司	上海华宇药业有限公司

资料来源：《2019上海医药商业经济运行情况》。

业平均销售额 15.95 亿元，比上年增加 0.88 亿元。排名前 20 位的企业总销售额 1384.39 亿元，占行业总销售 86.80%，其中年销售超百亿的有 3 家，年销售超 10 亿的有 27 家。

销售总额中药品类销售 1384.92 亿元，同比增长 5.88%，其中西药类增长 5.97%，中成药类增长 5.14%；非药品类销售增长 6.49%，医疗器械类、化学试剂类、玻璃仪器类、中药材类都有不同幅度增长。

表 6　2019 年上海医药商品销售按大类分

大类名称	2019 年累计（亿元）	同比增减（%）
药品类	1236.31	5.97
医疗器械类	74.50	10.29
化学试剂类	22.51	20.15
玻璃仪器类	1.51	14.87
中药材类	50.72	5.37
中成药类	148.61	5.14
其他类	60.72	− 1.15

数据来源：《2019 上海医药商业经济运行情况》。

行业盈利方面，2019 年行业利润率为 2.68%，比上年同期下降 0.74 个百分点。2019 年企业利润总额 38.90 亿元，同比下降 6.47%，利润总额前 10 位企业是上药控股有限公司、国药控股上海医院销售总部、国药控股分销中心有限公司、上药康德乐（上海）医药有限公司、上海海吉雅医药有限公司、上海市药材公司、国药集团化学试剂有限公司、上海益丰大药房有限公司、罗氏（上海）医药贸易有限公司、上海第一医药股份有限公司。

3. 研发服务外包

2019 年，在服务总量快速增长的同时，研发外包的合作形式也不断升级。其中，药明康德公司完成了对美国生物制药和医疗器械服务供应商 Apptec 实验室服务公司的收购，来自欧洲的 NovaSecta 公司正式加入第一个中国医药研发外包公司联盟 CROSA。2019 年 7 月，张江生物医药服务外包专业园区揭牌，研发外包服务逐渐由企业的个体微观行为转变为外包服务平台的运作模式。生物医药基地、行业协会组织、风险投资基金、中介服务机构等共同作用，促进了医药研发服务外包的发展。

二、上海生物医药产业的创新能力建设

（一）生物医药创新人才

从顶尖人才的数量来看，截至 2019 年 12 月，上海市生物医药产业领域拥有国家级人才 981 位，市级人才 410 位，其中包括长江学者 85 位、国家千人计划 248 位、国家 863 科学家 34 位、中科院百人计划 144 位、中国科学院院士 49 位、中国工程院院士 35 位等。

从人才群体的行业分布来看，上海生物医药产业在长期的实践过程中形成了五大人才群体：一是海外高层次专家和科学家人才群体；二是创新型企业家群体；三是研发人才群体；四是工程师和高级技能人才群体；五是金融服务专家群体。这五类人才群体构成了上海生物医药产业的核心竞争力。

从人才所涉及的学科领域来看，获得国家级 / 上海市各类人才称号的生物医药领域人才中较为集中的十大学科为：中药学（约占 10.60%）、药学（4.18%）、医学（3.35%）、生命科学（3.35%）、生物化学（1.93%）、细胞生物学（1.93%）、分子生物学（1.40%）、植物学（1.40%）、微生物学（1.18%）和遗传学（1.07%）。

从上海在全国的地位来看，据中国生物技术发展中心研究统计，上海

国家级高新区生物医药技术人员共有 3.7 万人，在全国位列第九，其中研发人员占比为 70.3%，硕士以上占比为 56.4%；32 个国家临床研究中心中，上海共有 1027 人，位列全国第二；全国生物技术领域的长江学者上海共有 144 人，位列全国第二；全国生物技术领域国家杰出青年上海共有 244 人，位列全国第二。

（二）各类创新平台与临床资源

在创新平台方面，截至 2019 年 12 月底，上海市生物医药产业领域拥有国家级重点实验室 16 个、国家级生物医药产业孵化器 17 个、高校 17 所，并初步构建起涵盖药物早期研究、临床前研究、临床研究、审批与投产上市等全产业链各环节内容的产业服务平台体系。

在临床资源方面，截至 2019 年 12 月底，上海市拥有同济医院、东方医院、复旦大学附属华山医院、第一人民医院、第六人民医院、第十人民医院等 34 个三甲医院资源。

（三）新药与创新医疗器械审批

1. 新药临床与生产审批方面

2019 年，上海生物医药企业获批新药生产和临床总量达 80 件，在 2016 年"井喷式"发展后，2017 年、2018 年、2019 年连续三年批件数量有所回落，但整体基本保持了高位稳定。在 1 类新药的临床与生产获批方面，2019 年上海的 1 类生产批件数量有所突破。

表 7　2013—2019 年上海生物医药企业获批新药临床和生产数量

	2013 年	2014 年	2015 年	2016 年	2017 年	2018 年	2019 年
临床和生产批件数量（件）	22	11	36	107	99	85	80

数据来源：上海市科委。

151

表8 2017—2019年上海及全国1类新药临床与生产获批情况（按同一通用名）

	上 海			全 国		
	2017年	2018年	2019年	2017年	2018年	2019年
1类临床批件	31	65	42	162	249	215
1类生产批件	0	0	2	1	7	10

数据来源：上海市科委。

2. 创新医疗器械特别审批方面

国家药监局（CFDA）制定并实施创新医疗器械特别审批程序，加快创新器械的注册速度。具有我国发明专利，在技术上属于国内首创、国际领先，具有显著临床应用价值的医疗器械进入特别审批通道，进行优先审批。2019年，CFDA创新医疗器械特别审批申请审查结果中，上海获批数量2件，占比13.33%。

表9 CFDA创新医疗器械特别审批申请审查结果（上海情况）

年 份	年限数量	上海获批数量	权重比
2014	17	0	0.00%
2015	29	5	17.24%
2016	45	8	17.78%
2017	64	13	20.31%
2018	50	9	18.00%
2019	15	2	13.33%
小计	220	37	16.82%

数据来源：上海市科委。

（四）科学技术奖励获奖项目

国家科学技术奖是衡量科技创新和重大成果产出的重要指标之一。2019年度，上海共有52项牵头或合作完成的重大科技成果荣获国家科学技术奖，占全国获奖总数的 16.9%，连续 4 年获奖比例超过 15%，连续 18 年获奖比例超过 10%。52 项获奖项目中，上海市牵头完成 26 项，占上海获奖项目总量的 50%。

具体来看，上海牵头或合作完成的 52 项获奖项目中，特等奖 1 项（全国共 3 项），一等奖 7 项（占全国的 26.9%），二等奖 42 项。此外，上海有 2 人获得中华人民共和国国际科学技术合作奖。其中，上海牵头荣获国家科技进步奖特等奖 1 项，这是 2002 年以来上海市牵头项目首次获得特等奖；上海市牵头项目获一等奖 3 项（国家技术发明奖一等奖 1 项，系 2002 年以来首次；国家科技进步奖一等奖 2 项），是近 6 年内一等奖牵头项目最多的一年。此外，专用项目方面，全国共有 2 个国家技术发明奖一等奖，其中一项由上海的相关单位牵头完成。

三、全国及上海生物医药产业资本市场情况

（一）2019 年生物医药产业资本市场的整体情况

整体来看，2019 年医药行业投资机构态度趋于保守，单笔投资金额降低，投资阶段前移的趋势较为明显。虽然大金额融资的回落显示市场热度有所减退，但已经进入成长中后期企业的融资仍稳健增长。从融资轮次分布看，2019 年生物医药领域主要以 A 轮融资为主，融资金额 262.7 亿元；其次是战略融资，融资金额 484.7 亿元。从融资城市分布看，2019 年融资事件主要集中在北京、上海和杭州，分别为 192 起、179 起和 65 起。从细分领域市场看，大分子和小分子仍然是最活跃的两大领域，但不论融资数量还是融资金额都较 2018 年有明显下降。CRO/CMO 的交易数量有所下降，但融资总金额从 2018 年的 4.4 亿美元上升至 2019 年的 4.7 亿美元。细胞治

疗领域在 2019 年的交易数量变化不大，平均单笔融资金额较 2018 年有所下降。随着海外基因治疗产品的成功上市，基因治疗领域异军突起，虽然交易数量较 2018 年仅增加 2 笔，但全年行业融资总金额是 2018 年的近 3 倍。

并购交易市场活跃，数量金额都有提升。2019 年并购交易无论是数量还是金额都达到 2017 年以来的最高峰。全年总并购交易金额约 40 亿美元，是 2018 年的 4 倍多，全年并购交易数量 20 笔，比 2018 年增加 25%。

2019 年临床进展的热点主要有：靶向治疗、肿瘤免疫、新一代细胞治疗、基因治疗等。

（二）上海生物医药企业的融资数据

2019—2020 年上半年上海生物医药企业融资领域主要有产业服务、药品、医疗器械、医疗服务、基因测序、基因治疗、医疗信息化等。部分重要的企业融资数据事实如下。

● 柯渡医学科技完成 C 轮 6000 万美元融资

柯渡医学科技成立于 2006 年，是全国规模领先的医学装备管理服务高科技企业。2019 年，公司正式完成近 6000 万美元 C 轮融资。本轮融资由招商局资本领投，新加坡大华创投、以色列英飞尼迪、华德国际金融控股有限公司和茂榕投资 4 家跟投。这是 2019 年中国医疗设备服务领域最大的一笔融资。风险市场开始关注大健康产业的纵深，一些优秀的细分产业的冠军企业也进入了投资者的视野。

● 吉凯基因完成近 4 亿元 C 轮融资

吉凯基因成立于 2002 年，是一家以转化医学为核心模型的创新诊疗产品开发公司。吉凯基因完成 C 轮近 4 亿元融资，用于推动以转化医学为核心模型的创新诊疗产品开发，助力解决中国特有、高发疾病的新药研发难题。2020 年初，吉凯基因先后由上海市科委批准，获得"上海肿瘤药物基因靶标工程技术研究中心"以及"上海基因治疗技术创新中心"授牌。

● 岸迈生物完成 7400 万美元 B 轮融资

"岸迈生物"成立于 2017 年，是一家医疗健康公司。2019 年 6 月，岸迈生物科技有限公司宣布完成 7400 万美元的 B 轮融资。此次融资由国投创新和夏尔巴资本共同领投，包括中南创投等其他投资机构及 A 轮投资者跟投。利用此次融资的资金，岸迈生物将继续推进其在临床 1/2 期的 EMB01 项目，并将多个研发管线上针对肿瘤免疫以及其他临床上高度未满足需求的产品推进向临床阶段。

● 亘喜生物完成 8500 万美元 B 轮融资

亘喜生物科技集团创立于 2017 年，总部位于苏州，研发中心位于上海，并在香港设有办公地址。2019 年，亘喜生物科技集团宣布完成 8500 万美元的 B 轮融资，由新加坡投资公司淡马锡（Temasek）领投，联合礼来亚洲基金（Lilly Asia Ventures）、苏州民投（Kington Capital）、King Star Capital 以及成都妙济共同出资，以推动亘喜生物的数个下一代 CAR-T 产品进入临床试验阶段。

● "益方生物"宣布完成 7000 万美元 C 轮融资

益方生物是一家生物医药研发商，专注于研发治疗肿瘤和痛风病的药品，并在中美两地展开研究工作，拥有肿瘤和痛风病治疗领域的 4 个候选药物，其中 3 个有望在中美两国进入一期临床试验。生物医药研发商"益方生物"宣布完成 7000 万美元（约 5 亿元人民币）的 C 轮融资。本轮融资由尚城投资和招银国际资本共同领投，浦东科创及现有股东礼来亚洲和奥博亚洲资本跟投。

● 和铂医药完成 7500 万美元 B+ 轮融资

和铂医药是一家处于临床开发阶段的、全球化的创新生物制药公司，公司专注于肿瘤免疫与自身免疫性疾病的创新药物研发。2019 年，"和铂医药"宣布完成 7500 万美元 B+ 轮融资，用于推动临床阶段产品的开发，并加速新代创新物药产品管线的成长。本轮融资新引进投资包括倚锋资本、韩国 SK 控股等，现有投资君联资本、尚城资本、新加坡政府投资公司（Government of Singapore Investment Corp，简称 GIC）继续跟进。

● 和誉生物完成 7000 万美元 C 轮融资

和誉生物是一家创立于上海张江的新药研发公司，自 2016 年成立以来，它已累计完成 1.4 亿美元融资。公司专注于肿瘤新药研发，重点聚焦小分子肿瘤靶向和肿瘤免疫药物，开发新颖及高潜力药物靶点的 FIRST-IN-CLASS 或 BEST-IN-CLASS 创新药物。2020 年 3 月，和誉生物宣布完成 7000 万美元 C 轮融资，由淡马锡（Temasek）领投，现有投资方启明创投、建信资本、GIC、礼来亚洲基金、中金资本、正心谷追加跟投。用于支持公司管线内现有四个临床项目的推进，以及多个临床前项目的研究与开发。

● 迈威生物宣布完成 19.7 亿元 A 轮融资

迈威（上海）生物科技有限公司是一家设立于上海张江科学城的创新型生物制药公司。2020 年 4 月，迈威生物宣布完成 19.7 亿元 A 轮融资，方拾玉资本领投，东方富海、正心谷创新资本、海通资本等机构跟投。所筹资金将用于创新品种的研发和产业化，其研发重点为治疗用单克隆抗体、长效重组蛋白以及其他几个细分技术领域大分子创新药。

● 联仁健康获投 5 亿元

2020 年 4 月，中国太保携手中国移动等单位投资设立的联仁健康医疗大数据科技股份有限公司运营总部在上海正式揭牌。联仁健康是国内第一个"央企领投，地方政府、金融机构与医疗信息化企业共同参与，以国资为主体并具备市场化机制"的健康医疗大数据产业集团。

● 全景医学影像完成超 6 亿元 B 轮融资

全景医学影像成立于 2011 年，是一家致力于疑难病诊断的第三方医学影像服务机构，以精准影像诊断为主要技术支撑。2020 年 2 月，全景医学影像完成超 6 亿元 B 轮融资，由中法凯辉基金、源星资本和易凯未来产业基金联合领投，泰达集团、苏民投君信资本、以及老股东海达创投等机构跟投。

四、生物医药企业的发展现状

（一）2019 年生物医药上市公司的整体情况

整体来看，2019 年，医药生物行业上市公司实现营收合计 16075.87 亿元，同比增加 13.73%，增速放缓。

从上市公司数量及分布看，2019 年度生物医药领域共有 43 家企业上市挂牌，募集资金总额 362.4 亿元。上交所上市 15 家（科创板 14 家，主板 1 家），深交所上市 3 家（创业板 2 家，中小板 1 家），代办转让市场挂牌 11 家，港交所上市 12 家，美国 NASDAQ 证券交易所上市 2 家。截至 2019 年底，全国共有 874 家生物医药实现上市挂牌，实现募集资金 2520.9 亿元。

从上市公司利润总额看，其中很多企业利润为负。2019 年全年度生物制药所有上市公司的利润总额为 45230.63 万元，前 3 家企业利润总额占比为 182.32%。排名前两家的分别是普洛药业股份有限公司和浙大网新科技股份有限公司。普洛药业股份有限公司成为 2019 年生物制药利润规模最大的中国公司，利润高达 63372.63 万元，浙大网新科技股份有限公司紧随其后，

157

利润达到 18661.08 万元。

从细分领域公司业绩来看，各个领域表现分化明显。原料药方面，2019 年年业绩好转，主要原因在于供给侧改革导致行业集中度进一步提升及猪瘟影响导致产品提价。化学制剂方面，集采成为常态，行业发生结构性变化，仿制药盈利能力持续下降，创新药龙头公司由于医保支付结构的调整业绩增长提速，未来化学制剂公司分化将更加明显。中药行业，整体业绩增速持续低迷。生物制品方面，2019 年行业景气度高，业绩较好。医疗器械方面，2019 年主要受宏观经济影响，政府采购增速放缓影响业绩，高值耗材可能以价换量迎来业绩爆发。医药商业方面，2019 年医药流通领域进一步提高了行业集中度。

（二）上海生物医药企业的发展态势

1．上海生物医药企业发展的主要特征

行业集中度较高，龙头企业发挥引领作用。2019 年，纳入上海市统计局的规模以上生物医药制造业企业共计 388 家，其中主营业务收入过 1 亿元的企业 225 家，10 亿元以上的企业 30 家。前 10 位企业合计主营业务收入占全市生物医药主营业务收入的 32.7%，前 20 位企业的主营业务收入占比为 44.3%，占据全市生物医药制造业的近半壁江山。龙头企业引领上海生物医药产业发展，上海医药、复星医药、罗氏制药与现代制药等 4 家企业规模已超过百亿元。据统计，上海医药 2019 年营业收入达到 1865.7 亿元，比上年增长 17.3%，净利润达到 34.6 亿元，增长 30.5%。复星医药全年实现营业收入 285.8 亿元，增长 14.7%；净利润达到 33.2 亿元，增长 22.7%；罗氏制药全年工业总产值超过 150 亿元，并保持稳定增长。其他跨国企业如施贵宝、勃林格殷格翰、西门子、帝斯曼等依然是拉动生物医药制造业增长的

支柱企业。内资企业中龙头企业不断发展壮大，联影医疗经过 10 年的发展，已迅速成长为排名全市第三位的生物医药企业。2019 年，全市共有心脉医疗、昊海生科、申联生物和美迪西 4 家生物医药企业在科创板上市，占全国生物医药科创板上市企业的 18.2%。

企业创新能力不断加强，运营效率实现提升。上海生物医药制造业加快产品结构调整，大力培养自主品牌药和创新药，重点扶持具有竞争力的医疗器械产品，企业效益持续向好，远超全市工业平均水平。2019 年，行业平均营业收入利润率达 15.1%，比上年提高 2.0 个百分点，盈利能力大幅提升。每百元资产实现的营业收入 62.3 元，提高 0.6 元；人均实现利润 22.8 万元，提高 5.2 万元；资产负债率为 35.7%，比上年下降 0.3 个百分点，保持较低的杠杆水平。整体看，上海生物医药制造业运营效率呈积极变化，行业高质量发展态势进一步显现。2019 年上海生物医药领域新增 1 家国家级企业技术中心，5 家市级企业技术中心，累计拥有国家级企业技术中心 6 家，市级企业技术中心 30 家；累计拥有生物技术和医药技术领域高新技术企业 850 家，占本市高新技术企业的 6.6%。

2. 药品和医疗器械企业的分布与整体格局

在药品生产企业和经营企业方面，2019 年，上海共有药品生产企业 192 家（196 个生产地址），涉及化学药、中成药等 9 类产品的生产。2019 年，上海共有药品经营企业 4301 家，其中药品零售企业 4012 家（单体药店 322 家，连锁门店 3690 家），药品批发企业 124 家，乙类 OTC 药柜 90 家，药品连锁企业 52 家，药品类体外诊断试剂专营企业 23 家。

在医疗器械生产企业和经营企业方面，2019 年，上海持有有效期内医疗器械生产许可证企业 955 家。2019 年，有效的二类医疗器械产品注册证共 3580 项，取得有效一类医疗器械备案凭证的产品有 5159 项。

159

表10　2019年上海市医疗器械生产企业数量（按产品分类）

产品类别	有源	无菌	试剂	义齿	植入	软件
企业数量（家）	331	128	119	103	53	25
所占比例（%）	34.7	13.4	12.5	10.8	5.6	2.6

数据来源：《2019上海市药品监督管理局年报》（医疗器械篇）。

2019年，上海共有医疗器械经营企业27620家，其中仅持有第二类备案凭证企业13195家，仅持有第三类经营许可证企业3749家，同时持有医疗器械经营许可证和第二类备案凭证企10676家。

表11　2019年上海市各区医疗器械经营企业数量及类别

（单位：家）

	无菌类	植入类	诊断试剂类	角膜接触镜	设备类	计划生育类	冷链类	其他
浦东新区	788	654	210	362	594	396	50	2638
黄浦区	141	61	20	80	60	53	5	289
静安区	226	112	40	157	98	274	19	590
徐汇区	201	92	82	166	100	88	19	811
长宁区	141	103	32	130	79	71	10	417
普陀区	177	94	43	90	69	503	18	203
虹口区	134	59	37	102	82	262	11	228
杨浦区	267	148	75	133	141	373	18	497
宝山区	306	170	83	197	148	629	27	735
闵行区	278	83	73	243	72	341	20	867
嘉定区	248	105	47	141	130	391	19	513
金山区	1107	1420	312	93	586	177	171	1309
松江区	315	276	137	253	267	545	43	436
青浦区	1312	1653	139	131	749	477	94	583
奉贤区	634	1194	139	106	475	160	56	1414
崇明区	333	396	83	74	250	128	24	217
总　计	6608	6620	1552	2458	3900	4868	604	11747

数据来源：《2019上海市药品监督管理局年报》（医疗器械篇）。

生物医药产业动态观察：政策变化、发展趋势与相关建议

"上海生物医药产业发展研究"课题组

一、政策环境的变化分析：2019 年政策要点

（一）国家层面

1. 法律法规及中共中央、国务院的相关文件指导

《中华人民共和国疫苗管理法》颁布。2019 年 6 月 29 日，《中华人民共和国疫苗管理法》颁布，它有效地促进了目前国内疫苗状况的改善。按照最新法规，疫苗将实行全程电子追溯制度，对生产、流通、预防接种的全生命周期进行监管；对违法行为的处罚标准也在法案修订过程中数次提高；首次在国家层面提出预防接种异常反应补偿制度，对于判定原则、补偿标准、各级政府补偿责任等问题作出规定。

《中华人民共和国药品管理法》第二次修订。2019 年 8 月 26 日，第十三届全国人民代表大会常务委员会通过了药品管理法的第二次修订，并于 12 月 1 日起开始实施。修订后的药品管理法从 2015 版的 10 章 104 条，增加到 12 章 155 条，充分反映了人民对药品需求的变化，以及对药品质量要求的提升。主要有几个方面，一是鼓励药品研制创新。比如，优化药品审批审评流程，提高审批审评效率；二是保障药品供应可及。比如，对临床急需

的短缺药品、防治重大传染病和罕见病等疾病的新药、儿童用药品优先审评审批；三是坚持对药品全程管控。比如，实行药品上市许可持有人制度，由药品上市许可持有人对药品研制、生产、经营、使用全过程中的药品安全性、有效性和质量可靠性负责；四是加大了处罚力度。

《国家积极应对人口老龄化中长期规划》发布。2019年11月21日，中共中央、国务院印发《国家积极应对人口老龄化中长期规划》，是在近期（2022年）、中期（2035年）乃至远期（2050年）范围内积极应对人口老龄化的战略性、综合性、指导性文件。

国务院发布"深化医药卫生体制改革2019年重点工作任务"。2019年5月23日，国务院办公厅发布"关于印发深化医药卫生体制改革2019年重点工作任务的通知"，就健康中国行动、促进社会办医、仿制药目录、规范医用耗材使用、药品集中采购、医疗保险改革、互联网医疗等方面作出重要指示。

国务院发布"国家组织药品集中采购和使用试点方案"。2019年1月2日，国务院办公厅发布"关于印发国家组织药品集中采购和使用试点方案的通知"。集采方案的主要内容，是以"北京、天津、上海、重庆、沈阳、大连、厦门、广州、深圳、成都、西安11个城市（4+7）"为试点，从通过"质量和疗效一致性评价"的仿制药中遴选合适品种，并由国家组织药品集中采购和使用，实现药价明显降低，减轻患者药费负担，降低企业交易成本，净化流通环境，改善行业生态的目的。此外，该方案也有助于引导医疗机构规范用药，支持公立医院改革，探索完善药品集中采购机制和以市场为主导的药品价格形成机制。

国务院发布"健康中国行动方案"实施意见。2016年10月25日，国务院发布《"健康中国 2030"规划纲要》，在此基础上，2019 年国务院相继发布一系列文件，对"健康中国行动"的具体目标与行动方案给出相关意见。主要任务包括：（1）全方位干预健康影响因素（实施健康知识普及行动、合理膳食行动、全民健身行动、控烟行动、心理健康与环境健康促进行动）；（2）维护全生命周期健康（妇幼健康、中小学健康、职业健康、老年健康）。此外，文件还对平均寿命、死亡率、各类疾病发生率等国民健康水平提出了考核标准。

"中共中央、国务院关于促进中医药传承创新发展的意见"出台。内容主要包括以下几个方面：健全中医药服务体系、发挥中医药在维护和促进人民健康中的独特作用、大力推动中药质量提升和产业高质量发展、加强中医药人才队伍建设、促进中医药传承与开放创新发展、改革完善中医药管理体制机制。

国务院还发布了一系列其他医疗健康相关的文件。包括"建立疫苗管理部际联席会议制度"、"加强三级公立医院绩效考核工作"，等等。

2. 医疗卫生相关部门发布的多项重要政策

国家医保局调整《国家医保药品目录》。2019 年 4 月，国家医保局发布《2019 年国家医保药品目录调整工作方案》，此次药品目录调整涉及西药、中成药、中药饮片三个方面。2019 年 11 月，国家医保局、人力资源社会保障部共同发布"关于将 2019 年谈判药品纳入《国家基本医疗保险、工伤保险和生育保险药品目录》乙类范围的通知"。97 种药品谈判成功进入医保。

"国家集中采购试点医保配套措施"出台。2019 年 3 月 5 日，国家医保局发布"关于国家组织药品集中采购和使用试点医保配套措施的意见"（简称"意见"），对涉及试点地区"集中采购"药品的价格做了进一步规定。"意见"要求落实医保基金预付政策。做好医保支付标准与采购价的协同。完善医保支付方式，鼓励使用集中采购药品并建立相应的医院考核机制。

药品集中采购和使用试点区域进一步扩围。为了进一步平衡试点药品在 11 个试点城市和其他相关地区间较大价格落差问题，以及在全国范围内推广，国家组织药品集中采购和使用试点集中带量采购模式。2019 年 9 月 30 日，国家医保局等九部门发布"关于国家组织药品集中采购和使用试点扩大区域范围实施意见"。

《关于扩大医疗器械注册人制度试点工作的通知》发布。2019 年 8 月 1 日，国家药品监督管理局发布《关于扩大医疗器械注册人制度试点工作的通知》（简称《通知》），进一步扩大医疗器械注册人制度试点，为全面实施医疗器械注册人制度积累经验。《通知》明确，北京、天津、河北、辽宁、黑龙江、上海、江苏、浙江、安徽、福建、山东、河南、湖北、湖南、广东、广西、海南、重庆、四川、云南、陕西 21 个省、自治区、直辖市参加此次医疗器械注册人制度试点。药品监督管理局也发布了一系列针对医疗器械行业的规范性政策，包括，"医疗器械检验工作规范"、"医疗器械行业标准制修订项目"，等等。

"国家辅助用药目录"发布。2019 年 7 月，国家卫生健康委员会发布"关于印发第一批国家重点监控合理用药药品目录（化药及生物制品）的通知"。首批进入被严格管控的"辅助用药目录"的包括以下药物：神经节苷脂、脑苷肌肽、奥拉西坦、磷酸肌酸钠、小牛血清去蛋白、前列地尔、曲克芦丁脑蛋白水解物、复合辅酶、丹参川芎嗪、转化糖电解质、鼠神经生长因子、胸腺五肽、核糖核酸Ⅱ、依达拉奉、骨肽、脑蛋白水解物、核糖核酸、长春西汀。该目录的制定有助于控制辅助用药的"滥用"现象。

《健康口腔行动方案（2019—2025）》发布。国家卫健委于2019年2月15日发布"关于印发健康口腔行动方案（2019—2025年）的通知"，制定了健康口腔行动工作指标，并对儿童龋齿率，儿童龋齿充填治疗率、成年人刷牙率、老年人存留牙颗数进行了详细的要求。

《疾病诊断相关分组（DRG）付费国家试点技术规范》发布。2019年10月，国家医保局发布"关于印发疾病诊断相关分组（DRG）付费国家试点技术规范和分组方案的通知"，对逐步形成与完善DRG医疗付费体系进行了统筹规划。DRG付费体系是指以病例组合为基本依据，通过大数据的研究方法，综合考虑了病例的个体特征，将临床过程相近、费用消耗相似的病例分到同一个组（DRG）中进行管理的体系，并以组为单位制定医药费用标准进行付费。与当前我国现行的医疗服务付费体系不同，DRG付费体系充分考虑了不同患者病情以及适用医疗服务的差异，从而能够更加合理地估计患者的治疗费用。降低治疗成本并改善管理效率。

《生物医学新技术临床应用管理条例（征求意见稿）》发布。2019年2月26日，国家卫健委发布《生物医学新技术临床应用管理条例（征求意见稿）》，旨在规范生物医学新技术临床研究与转化应用，促进医学进步，保障医疗质量安全，维护人的尊严和生命健康。

3．产业职能部门发布的政策

《促进健康产业高质量发展行动纲要（2019—2022年）》颁布。2019年9月，国家发改委等21部门联合制定了《促进健康产业高质量发展行动纲要（2019—2022 年）》，提出到 2022 年基本形成内涵丰富、结构合理的健康产业体系。围绕重点领域和关键环节实施 10 项重大工程。其中包括：优质医疗健康资源扩容工程、"互联网＋医疗健康"提升工程、中医药健康服务提质工程、健康服务跨界融合工程、健康产业科技创新工程、健康保险发展深化工程、健康产业集聚发展工程、健康产业人才提升工程、健康产业营商环境优化工程、健康产业综合监管工程。特别提出，发挥部门合力，增强科研立项、临床试验、准入、监管等政策的连续性和协同性，加快新一代基因测序、肿瘤免疫治疗、干细胞与再生医学、生物医学大数据分析等关键技术研究和转化，推动重大疾病的早期筛查、个体化治疗等精准化应用解决方案和决策支持系统应用。

《产业结构调整指导目录（2019 年版）》发布。2019 年 11 月 6 日，国家发改委正式发布了《产业结构调整指导目录（2019 年版）》，自 2020 年 1 月 1 日起施行。新版《产业结构调整指导目录》由鼓励类、限制类、淘汰类三个类别组成。其中，在关于医药产业鼓励类别中，新技术、新药以及医疗器械被大量纳入。与 2011 年版和 2016 年版目录相比，新版目录有许多调整。儿童药、短缺药以及基因治疗药物、细胞治疗药物等首次被增加进鼓励类目录。

（二）上海层面

出台《本市贯彻〈关于支持自由贸易试验区深化改革创新若干措施〉实施方案》。2019 年 3 月 27 日，上海市人民政府印发《本市贯彻〈关于支持自由贸易试验区深化改革创新若干措施〉实施方案》的通知。通知中提出，支持在上海自贸试验区建设干细胞生产中心、干细胞质检服务平台和国家干细胞资源库、国家干细胞临床研究功能平台，完善干细胞研究者和受试者保护机制，建立干细胞产品快速审查通道，对国外上市的干细胞产品经快速审查批准后可先行开展临床研究。还提出要加快进口药品和生物制品口岸建设，优化生物材料入境的检疫查验流程和进口药品审评审批流程，深化浦东新区"国家中医药综合改革试验区"建设。

发布《上海市临床医学研究中心发展规划（2019—2023年）》《上海市临床医学研究中心管理办法（试行）》。2019年3月，上海市科学技术委员会、上海市卫生健康委员会、上海市药品监督管理局、上海申康医院发展中心共同发布了《上海市临床医学研究中心发展规划（2019—2013年）》，在提升临床医学研究能力、强化研究平台建设、搭建协同创新网络、培养领军人才和团队等方面提出了重点任务并出台了具体的管理办法。

发布《关于继续做好本市医保药品带量采购有关工作的通知》。2019年11月，上海市医疗保障局、上海市卫生健康委员会、上海市药品监督管理局联合发布通知，就医保药品带量采购的具体问题进一步细化，继续推进医改工作。

出台《关于加强上海市医疗卫生机构临床研究支持生物医药产业发展的实施方案》。2019年12月16日，上海市卫生健康委员会、上海市发展和改革委员会、上海市科学技术委员会等九部委联合发文《关于加强上海市医疗卫生机构临床研究支持生物医药产业发展的实施方案》的通知。方案坚持需求导向，将临床数据向企业有序开放，建立"产学研医"对接平台，推动临床研究成果对接转化。同时鼓励医院及医生临床试验，鼓励药师等参与临床研究。

表 1　上海生物医药产业重要政策目录文件（2019 年）

文件名称（全称）	文　号	发文单位
《关于加强本市医疗卫生机构临床研究支持生物医药产业发展的实施方案》	沪卫规划〔2019〕5 号	上海市卫生健康委员会、上海市发展和改革委员会、上海市科学技术委员会、上海市经济和信息化委员会、上海市人力资源和社会保障局、上海市财政局、上海市医疗保障局、上海市中医药管理局
上海市临床医学研究中心发展规划（2019—2023 年）		上海市科学技术委员会、上海市卫生健康委员会、上海市药品监督管理局、上海申康医院发展中心
《上海市临床医学研究中心管理办法（试行）》	沪科规〔2019〕1 号	上海市科学技术委员会
《上海市〈医疗技术临床应用管理办法〉实施细则》	沪卫规〔2019〕003 号	上海市卫生健康委员会、上海市中医药管理局
《关于继续做好本市医保药品带量采购有关工作的通知》	沪医保价采〔2019〕93 号	上海市医疗保障局、上海市卫生健康委员会、上海市药品监督管理局

（三）政策环境对生物医药产业发展的影响

2019 年是中国生物医药行业的政策创新年。6 月，《疫苗管理法》正式立法出台，标志着国内对于疫苗的监管体系真正开始与国际接轨。研发能力差、规模较小、产品单一、工艺落后、缺乏技术优势的企业将逐步被淘汰，进一步促进行业整合与产业并购。疫苗属于具有较高技术壁垒、资金壁垒和政策壁垒的医药细分子领域。《疫苗管理法》用最严格的管理制度来维护广大人民的身体健康，对于疫苗药品监管长效机制的完善有重要意义。

8 月，《药品管理法》实行了 18 年来的首次重大修订，涉及多项调整。国家鼓励并重点支持以临床价值为导向、对人体疾病具有明确疗效的药物创新。鼓励具有新的治疗机理，治疗严重危及生命的疾病、罕见病的新药和儿童用药的研制。相关的医药企业可以进行重点投入，加快新药研发进度。新修订的药品管理法建立了上市许可持有人制度，在落实药品全生命周期主体责任的同时，进一步激发了市场活力，优化了资源配置。

长达 8 年没有调整的中国医保目录在 2019 年迎来再次更新。医保目录的频繁更新将会成为常态。国家医保是国内的主要支付方。为了在医保名单中纳入更多创新药产品，国家医保通过带量采购压缩仿制药开支，同时又通过医保谈判控制创新药价格，以此完成医保药品的"腾笼换鸟"。在这一次的更新里，一些药被移出，可能对个别企业的生产经营产生影响，但此类药品调出目录，有利于为调入更多好药腾出空间，利于促进行业加快转型升级。也有一些新药纳入。在精细化控费的大背景下，依然存在于目录中的药品说明其具有高含金量。此次调整取消了省级医保报销目录，引进了更加科学的药物经济学评估方法，这些都是国家的支付机制更加科学化的表现。对于一些创新药，也引入了国家层面的谈判机制，为创新药的支付提供了一个新的路径。

科创板的推出为创新型生物医药企业拓宽了融资渠道。新药研发耗费大量资金，尤其是进入临床之后，其花费可能高达亿元以上。对创新型生物医药企业而言，在研产品每进一步往往都伴随着新一轮的融资。2019 年科创板正式推出，生物医药产业正是其重点关注的行业之一。科创板研发能力强、无需盈利、市场化定价的特殊机制为医药企业的融资带来了便利，有力地扶持了一批价值突出的创新型生物医药企业走向市场。

2019 年，上海推出了医疗卫生机构临床研究支持生物医药产业发展的实施方案，在政策层面上推动院校合作、院企合作、院所合作、医工合作，促进生物医药产业发展。但是，目前仍缺乏相关的规范标准、法律法规等配套监管政策。大多三级医院以及大学附属医院都是研究型医院，很多医院都有科研型人才，方案提出的"将临床研究工作纳入市级公立医院、市级医院院长绩效考核指标体系"，"用于临床研究的病床，不考核病床效益、周转率、使用率等指标"，医疗考核的标准降低等，有利于提高医生科研的积极性。目前药师在临床研究中基本上没有鼓励政策，药师作用并没有突显出来，只有在个别大医院有专门独立的临床研究药房，尽管试验药物管理非常重要，但药师没有在临床研究的环节上占太大的地位。这次方案对于推动药师临床研究有一定推动作用，但是需要配套政策支持，比如应该要求临床研究的药物管理人员资质、职位、管理权限和鼓励政策，等等。

二、生物医药产业发展的动态趋势

（一）创新药技术领域的发展态势与进展

化药靶向药仍然是最热门的研究方向，紧随其后的是国内近几年关注度较高的抗体药物。2018年底，国产抗体药物开始崭露头角。2018年12月，君实生物的特瑞普利单抗和信达生物的信迪利单抗先后获批。到2019年，PD-1的热潮仍在继续，恒瑞医药的卡瑞利珠单抗和百济神州的替雷利珠单抗先后获批。化药靶向药在2019年表现仍然出色。百济神州的泽布替尼在2019年11月获美国FDA批准上市，完成了国产创新药出海零的突破。12月豪森药业获批的氟马替尼也是化药靶向药。

抗体偶联药物ADC（Antibody-Drug Conjugates）迎来爆发期。从2000年全球第一个ADC药物Mylotarg的获批到2011年第二个ADC药物Adcetris的上市，中间隔了整整11年。而2019年一年内就有3个ADC获批（Polivy、Padcev和Enhertu）。从聚焦的疾病领域来看，ADC药物集中度非常高：临床I期之后的管线中，88.3%的项目集中在肿瘤领域，其次是免疫领域，占比 5.3%。从地域分布来看，美国、中国、英国、加拿大、欧洲 ADC 药物研发数量位居前五。

免疫细胞治疗领域的 CAR-T 疗法已经成为了血液肿瘤领域的关键治疗技术。在接连获批了两款产品之后免疫细胞治疗进入了瓶颈期。患者的相关不良反应、治愈率较低、产品成本过高以及有限的适应征范围都使得免疫细胞治疗的发展之路困难重重。国外代表型企业有 NOVARTIS、KITE、JUNO，国内有上海细胞治疗集团、药明巨诺、艺妙神州、恒润达生等。小核酸药物逐渐开始有产品获批，研究主要集中在 siRNA 领域。国外代表型企业有 Alnylam，Arrowhead，Ionis 等，国内有瑞博等。干细胞治疗领域，以间充质干细胞为核心的治疗手段开发仍然是主流研发方向。这一领域虽然早在 2011 年就有相关产品获批，但是尚没有产品能获得全球范围内的广泛认可。正在从事干细胞治疗研究的企业也都在寻找合适的技术手段去开拓这一领域中的新方向。

（二）医药产业的创新范式和创新格局显现

1. 本土创新和多样化合作模式涌现

跨国企业对中国市场越来越重视，不断探索与本土的科研院所、初创企业、研发人才合作，目的是在一个开放性的创新生态系统上集合国际的经验，深挖中国本土的能力。跨国企业和本土合作的模式呈现双向的交流，例如有些跨国企业把成熟品牌剥离，交由本土企业来推动市场销售；有些跨国企业则从本土企业购入或获得产品授权，完善自己的产品线。越来越多中国的新药研发企业基于本土创新，开始将中国的创新输出到全球的市场。2019 年 6 月，强生在上海建立 JLABS（初创企业孵化平台），用于支持生命科学和医疗健康领域的初创企业。2019 年 10 月，罗氏投资 8.63 亿元人民币在上海成立了创新中心，致力于抗生素、乙肝、自体免疫疾病的研究。上海成为罗氏继巴塞尔和旧金山后的全球第三大战略中心。

2. 产业内兼并重组和整合将由粗放式转向专业化

过去十几年时间医药产业内的兼并、重组和整合多数都是由于规模原因而进行的，这种原因造成目前企业集中度提高，但大而不强、大而散的结果，所以规模经济规律无法发挥作用，简单相加是粗放式的，对企业自身和整个产业健康发展价值不大。而未来的医药产业兼并、重组和整合的市场机会将会围绕企业价值做强而展开，所以差异化定位、互补性并购和专业化重组将成为主流。母公司将会更注重重组后企业整体的整合效果和价值。

（三）其他新业态发展趋势

在互联网已经成为中国基础设施、大数据已经成为资产的时代，特别在中国医疗行业整体洗牌的过程中，互联网与医疗会有深度融合。从全球角度来看，《颠覆医疗：大数据时代的个人健康革命》作者埃里克·托普认为，iPhone、云计算、基因测序、无线传感器、现代临床实验、网络连接、高级诊断、靶向治疗与其他科学将使医疗更具个性化。"破坏性创新"成为可能，中国最具有创新颠覆环境。

数字化医疗的概念在国内不是刚刚提出，很多互联网企业考虑布局医疗已经很长时间。2019年出现了有利于数字医疗发展的契机，一方面是在线销售处方药，取消了原来禁止在线销售处方药的规定；另一方面，部分省市正在试点线上处方、线上问诊的报销机制。虽然尚未形成一个相对成熟的落地模式，但监管上的疏通已经为不同的企业探索新模式提供了潜在的路径。"处方药＋电子处方＋医保在线支付"的三方信息共享模式，可能成为药品零售业务新的增长点，形成提供从问询、诊治、用药、康复、保健、院外慢病管理等一系列服务的"健康管理中心"式药店。

三、生物医药产业发展仍然面临的主要问题

从产业创新角度看，目前生物医药产业处于快速发展时期，各领域呈现突破式进展。但主导生物医药产业链的仍是以美国为首的美日欧等国家和地区，从医药原料、研究设备制造、技术专利到医疗检测设备应用等方面，都占据主导地位。医药领域高端的"卡脖子"技术仍受制于人，缺少深耕基础技术、元器件、核心零部件的企业和科研院所，比如在医疗影像细分市场领域，DR、超声、CT国产化程度较高，联影已进入主流市场，但大部分核心部件和高端设备主机制造仍依赖海外，在信号链和传感器领域几乎还由国际龙头控制。生物医药发展面临着技术专利不足、科研基础薄弱、高端医疗设备依赖进口等产业链安全问题。

从市场主体角度看，当前生物医药企业无论在技术、规模、经验、人才还是资金，与国际生物医药巨头相比都仍有较大差距。生物医药制造品牌不多，具有全球竞争力的龙头企业和"独角兽"企业较少，具有国际影响力的科学家、企业家、园区、品牌产品不多。如何实现后发优势，是生物医药企业必须面对的问题。现阶段药企普遍存在企业规模小、资金投入小、科研实力弱的特点。国内药品市场竞争激烈，药品价格稳中有降，多数药企较难在药品研发方面投入太多资金，国家推进仿制药一致性评价，因此仿制药在相当长的时期内仍将是医药卫生体系的支撑和基本保障。仿制药企间质量和速度的竞争加剧，加速了中小仿制药企业的淘汰。

从空间布局角度看，一是上海各区生物医药企业集中度有待提高。全

173

市生物医药企业分布结构中，浦东张江相对集中，约占25%，徐汇约占14%，闵行占7%。生物医药产业资源存在机制壁垒，信息交流和资源流动机制有待深化。二是生物医药产业园区在产业定位上有所雷同、在创新企业集聚上手段有限、在专业化服务能力上尚显不足。三是科研机构、高校、医疗机构以及中介服务机构之间仍缺乏有效的合作交流，创新要素联系不够，影响创新网络在专利、科技成果转化率等层面的绩效水平。四是企业存在科研投入不够、对创新认识不足、创新能力不强的问题，加上产学研合作机制尚未健全，影响了企业和生物医药产业园区的原始创新能力。五是产业准入与退出机制不完善，可能存在个别园区短期招商与园区产业定位不符的情况，也有在孵企业在规定时间内并未及时从孵化器迁出，造成资源不能合理配置，孵化器源头活力不足的情况。六是土地资源紧张，楼宇储备不足，指标紧且费用高，用地成本难以得到有效遏制。主城区内可供产业发展和企业入驻的空间资源更为紧缺，运营成本处于高位。

此外，在支付方式和支付能力方面，国内支付的黄金时期在2007年到2015年，在这期间国家加大了在医疗方面的投入，也推动了整个行业的增长。但是未来国家能够再投入的资金是有限的，加之商业保险体系尚不完善。从支付的角度来讲，生物医药产业仍将持续面临一定的压力。中美贸易纠纷叠加新冠肺炎疫情的影响，对中国生物医药产业链将形成冲击。医药进口依赖度略高于出口，对德国、美国和日本的进口依赖度较高，占比约50%。美国、欧盟成员国和日本等均已制定相关补贴措施，鼓励产业链回流。产业链回迁可能会对中国在生物医药产业领域的进步产生负面影响。许多生物科技的人才来自海外，相关的研发以及与海外供应商进行的贸易也会受到影响。

四、对上海生物医药产业发展的几点建议

1. 在产业促进与监管方面，加强部门协同、精准施策

产业的进一步发展需要政府、科研机构、企业及相关机构共同努力，需要加强业界之间的交流与合作。一是完善产业协调保障机制，充分发挥上海市推进生物医药产业领导小组办公室作用。落实三年行动方案，统筹协调技术创新、产业化、药品监管、医疗服务、医疗保障等各政府职能部门，确保财政资金支持、创新产品进医保、土地、环保、人才发展等各项政策举措的持续稳定供给。二是督促落实各项政策措施的执行情况，坚持问题导向，精准施策、精准服务。帮助重点企业加快突破发展瓶颈和制约，协调解决一批重点企业扩产和运营问题，跟踪服务一批具有较强产业引领性、带动性的重大项目和龙头骨干企业，以及重点创新产品的产业化项目。

2. 在空间布局方面，完善医药产业链，强化区域联动

在空间布局方面，一是完善生物医药产业链建设，保障上游原料药的供应和下游药物制剂的发展。在若干重点大型企业重新建立起完整的、符合生物医药产业特点和需求的产业链，包括新药研究开发、原料药和制剂制造技术开发、药品市场营销体系等关键环节。进一步强化市区联动、区区联动，推动重大产业项目和示范应用项目建设。二是加强产业管控与审核，杜绝不符合产业定位的企业入园。动态化监测园区企业外迁扩张需求，将具有迁址意向的企业纳入预警体系。三是建立科学的评价考核体系。以园区定位为导向，构建考核指标体系，例如以产业原始创新为定位的产业园区，要以产业发展和科技创新作为考核导向，加大对园区研究与试验发展投入情况、园区企业研发活动情况、园区高层次人才数量等指标的考核力度。

3. 在产业环境营造方面，发挥上海优势吸引企业和人才

上海在医疗人才、金融资源、公共治理等方面优势明显，是跨国医药企业在中国总部的首选地。上海可以利用自贸试验区、长三角一体化、国际化和法制化等优势助力跨国医药企业在中国建立完整产业链。一是加强同国外科研院校和药企的产学研合作，重点引进和培养本土医疗产业高端人才，加大相关人才甄别和引进力度，吸引华人科学家和生物医药领域优秀他国人才定居上海和入籍中国。二是建立更加开放的产业环境，进一步降低外商准入限制，加快先进技术的引进消化和自主可控；打造更加便利的研发环境，优化生物医药企业进出口研发用货物管理，扩大生物医药研发合同外包服务（CRO）企业研发保税试点；争取国家下放更多职能在沪先行先试，争取承担药品医疗器械审评及进口生物制品口岸检验职能等。

中医药数据创新路径研究

田　丰*

在国家层面，早已将健康医疗大数据应用发展纳入国家大数据战略布局，部署了多项重点任务和重大工程。但中医药数据创新路径以中医药传统哲学与经验理论体系为基础，需要在中西医交汇点、整体产业链、交叉产业链的不同应用场景下进行逐步发掘。

一、国家层面的中医药数据创新工作布局

2016 年 6 月，国务院办公厅印发《关于促进和规范健康医疗大数据应用发展的指导意见》，将健康医疗大数据应用发展纳入国家大数据战略布局，并从夯实应用基础、全面深化应用、规范和推动"互联网＋健康医疗"服务、加强保障体系建设四个方面部署了 14 项重点任务和重大工程。

由国家卫健委制定并实施的"1+7+X"健康医疗大数据应用发展总体规划，即一个国家数据中心、7 个区域中心和若干个应用与发展中心。目前已经建设有华东数据中心（福州模式、南京模式、常州模式、厦门模式）、华北数据中心（天津模式、邯郸模式、山东模式）、东北数据中心、西南数据

* 作者系上海市生物医药产业促进中心高级工程师。

中心（重庆模式、贵州模式）、华中数据中心（安徽模式），另有西北数据中心、华南数据中心正在推进中。

目前，医疗与生物医药产业已成立三大国家队，即中国健康医疗大数据产业发展集团公司、中国健康医疗大数据科技发展集团公司和中国健康医疗大数据股份有限公司。

在国家卫健委、国家中医药管理局指导下，中国中医科学院中医药数据中心推动国家中医药健康大数据的几项重点任务，包括国家中医药数据中心网络、全民健康保障信息化工程中医药项目、推进基层中医馆的建设、中医医疗与临床科研信息共享系统完善与推广、中医药健康大数据产业技术创新战略等。

二、中医药数据创新的数据路径

中医药数据创新的数据路径主要包括专业领域数据和产业领域数据两方面的内容。

在专业领域数据方面，主要涵盖"中医药数据创新路径金字塔"的四个上层细分领域的数据方向，包括诊疗类、中药类、中医医疗器械类、中医医疗服务产业链类等，包括但不限于病种诊疗与病案脱敏数据库、制备工艺数据库、中医医疗器械带来的数据沉淀与挖掘、中药材流通环节痛点的数据化和商业化等诸多应用场景。核心逻辑在于把中医药领域内所有可以获取到的信息用数据进行表征化、结构化、实证化，并应用于各个细分领域的不同场景。

以开发中药类细分领域的"肝癌中药数据库"为例，从"针对肝癌患者，如何选择中药既有治疗作用又能避免肝脏损害"为立项点，通过分析不同医者单纯使用中药治疗肝癌的高级别疗效验案，从中选择最佳疗效中药处方，列举全部中药统计出现频数，将高频数中药共 129 味建成肝癌中药数据库；同时，通过对高频数中药的实践应用、药性分析、品种分析，为肝癌中医病机和治法研究提供方向，并找到了未曾收录的具有抗肝癌效果的中药材品种。

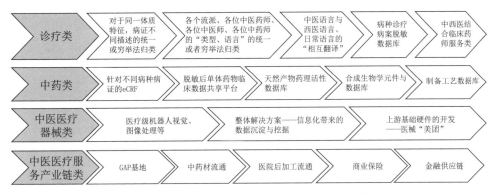

图1　中医药数据创新专业领域数据类

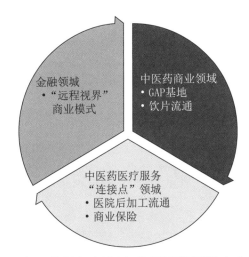

图2　中医药数据创新专业领域数据潜在突破点

在产业领域数据方面，主要涵盖数据生产加工制造上游、通用型数据平台、桥接型数据平台、政府行政监管数据应用等四个细分类别，包括但不限于数据的初级加工商、算法与产业认知的融合深度加工商、不同行业不同应用场景服务商、生物医药通用型平台（例如产业云图）、生物医药桥接服务通用型平台（例如创新服务平台）、政府行政监管数据（例如"上海药店""医院端医疗与产品"等）商用类等应用场景。核心逻辑在于把中医药产业领域内所有可获取或演绎得到的信息以"数据字段分层、交联、不同组合"的形式进行收集、分类、再挖掘、再利用，从而在新的应用环境下产生新的数据生产潜力和商业价值。

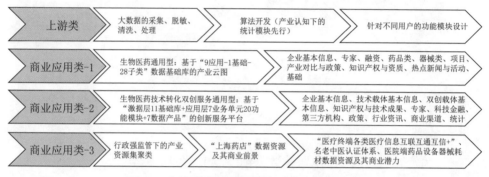

图3　中医药数据创新产业领域数据类

以"上海药店"为例，这是一个覆盖上海市全区域的购药以及药事服务系统，上线三个月即达到以下数据丰度：（1）覆盖全市3970家药店，共有28041种药品，登记执业药师6908名、药师8902名；（2）积累用户达49743名，提供药品查询服务近40万次，药店查询记录21万余条；（3）可入驻、可接入购药商城，首页重点推送药房巨头华氏、国大，可网上购药；（4）可入驻、可接入药店、药师；（5）企业每天至少一次进、销、存数据的上报，掌握全市药店品种流向和库存；（6）对C端客户，信息准确性总体满意率达80%（相关数据来源于上海药监局官网）。当这些数据应用于不同的场景，就会伴随着政府监管的同时产生巨大的商业价值，例如药店渠道导流、品种推荐、行业调研、金融产品信用尽职调查、投资机构背景调研、用户特定时期特定需求智能推送等。与中医药数据创新相结合，就会在相应的关键节点中诞生创新创业的机遇。

三、中医药数据创新路径基本原则

中医药数据创新路径有很多通路属于生物医药大健康产业与数据产业交叉创新的通用性路径，但中医药数据创新路径以中医药传统哲学与经验理论体系为基础，有着其数字化、共性化、个性化的特色创新路径，需要在中西医交汇点、整体产业链、交叉产业链的不同应用场景下进行逐步发掘。

发掘中医药数据创新路径的特色方法论和关键节点主要包括五个基本原则："一重一轻"，重战术、相对轻战略；"三差"，时间差、地域差和服务能级差；"四新"，理论微创新、产品微创新、理论高创新、产品高创新；"五看"，看市场、看病种、看团队、看资本、看数据潜力；"六抓"，抓人性、抓技术服务、抓知识产权、抓管理、抓模式、抓现金流。

"两个核心、一个辅助"
——在浦东打造有国际影响力的"大健康城市综合体"

孔　旭*

近几年来，随着生活水平的提高，人们对健康的关注焦点正逐渐由"发现疾病"、"治疗疾病"向"预防疾病"转移，并产生对健康管理干预生活方式的需求，一个属于大健康的时代正在到来。美国著名经济学家保罗·皮尔泽在《财富第五波》中将大健康产业称为继 IT 产业之后的全球"财富第五波"。

广义上看，与健康直接或者间接相关的产业链和产业体系都属于大健康产业，其中既包括专业医疗体系中的医药产品、医疗器械等，又有保健用品、营养食品、休闲健身、健康管理、康复护理、健康保险等多个与人类健康紧密相关的生产和服务领域。

大健康产业将成为带动整个国民经济发展的强大动力。根据世界银行测算，在过去的 50 年中，世界经济的 8%—10% 要归功于人群健康，大健康产业也早已被世界经济学界确认为未来"广阔无垠的亿兆企业"。在此背景

---

* 作者曾就职于中科院院士上海浦东活动中心院士服务部。

下，医学界开始由传统模式向大健康模式转变，传统行业也希望借"大健康"的东风拓展新领域，一些基于大健康思维的"新模式""新产业""新业态""新技术"正在逐步孕育中。

与大健康高度相关的发展背景有两个：一是慢性病发病率快速攀升，心脑血管疾病、神经退行性疾病、肿瘤、代谢障碍性疾病、免疫学疾病等慢性健康疾病已成为中国头号健康威胁，这些因素都成为了大健康产业新的需求。2016—2019 年，上海市的大健康产业市场（包括高端医疗健康、医疗旅游、生物医药和医疗器械产业）年产值突破 3800 亿元，且保持 10% 以上的年均增长率，并大大促进了医疗服务的高端化，增加了就业人数。二是基于大数据的健康数据信息化建设，数据收集、研发在医疗策略和药物的选择等领域显得非常重要，使得大健康产业发展要针对未来需求趋势（如针对人口老龄化）、针对全球发展中国家和地区医药支出发展与人群分布的预测成为可能。

一、大健康产业：永远的朝阳产业

（一）大健康产业的内涵

健康产业是涉及医药产品、保健用品、营养食品、医疗器械、休闲健身、健康管理、健康咨询等多个与人类健康紧密相关的生产和服务领域的新兴产业。根据美国保罗·皮尔泽在《财产第五波》的定义，"健康产业，是指事前对健康人们（没有疾病缠身）所提供的产品和服务，让他们更健康、健美，并延缓老化现象或防患疾病于未然"。只要地球没有毁灭，人类还是存在的，健康就是永恒的话题，也是永恒的产业。

现代大健康产业是建立在卫生经济学、健康经济学和生命工程学基础上

183

符合现代人的多层次全方位的健康消费需求，根据它的专业功能及市场定位大致可分为三大层次：

第一层次是以疾病为中心，以疾病治疗和疾病康复为主要目的。以开展疾病治疗与疾病管理为主要专业职能定位，以医疗服务机构和以医疗用途的药品及医疗器械产销为主体的疾病医疗与医药卫生产业。

第二层次是以健康为中心，以健康保护与健康促进为主要目的。以开展健康管理、健康体检、食物营养与心理行为的健康咨询、健康调理、休闲保健、运动健身、健康教育与健康文化传播为主要专业职能定位，以健康服务机构和以具有特定保健用途的营养保健食品、功能性保健用品、保健器械及健身器材产销为主体的健康保护与健康促进产业，通常称之为保健产业。

第三层次是生命为中心，以生命质量与生命价值提升为其主要目的。以开展生命质量管理、生命整体调理、生命文化教育、抗衰老及中医养生美容、开智益智、优生优育、养生养老、安老护理、休闲疗养旅游等服务，以及有助于提升生命质量和生命价值的健康相关产品产销为主体的生命质量管理与生命养护产业，又可简称为生命产业。

第一层次：疾病产业 以疾病为中心，以疾病治疗 和疾病康复为主要目的	第二层次：保健产业 以健康为中心，以健康保护 和健康促进为主要目的	第三层次：生命产业 以生命为中心，以生命质量 和生命价值提升为主要目的

图1 大健康产业的三个层次示意图

三个层次层层递进，第一层次"疾病产业"是大健康产业的核心，也是现阶段发展最为成熟的产业，同时引领着大健康产业整体的高新技术创新；第二层次"保健产业"属于"疾病产业"的外延，是随着疾病治疗发展到一定阶段产生的理念改变的产物，目前正在蓬勃发展中；而第三个层次更是前两个层次的根本性升级，从关注身体健康到生命质量，目前正处于萌芽阶段。

（二）大健康产业的发展史：源于健康管理，理念转变及法律支撑推动产业不断前行

大健康产业是在全球人口老龄化、慢性病严重化、亚健康常态化的背景下产生，加之各国政府越来越难承受高昂的医疗体系支出，因此大众对健康的看法逐渐从治疗疾病到预防疾病再到提高生命质量，这种理念的变化孕育出大健康产业的雏形，而各国政府的一系列立法更促进了相关产业的迅速发展。

最早的大健康产业源于健康管理，形成于 20 世纪 60 年代的美国。1969 年，美国政府出台将健康管理纳入国家医疗保健计划的政策，1971 年，美国为健康维护组织提供立法，1973 年，美国正式通过了《健康维护法案》。之后，英国、德国、芬兰等国家相继建立不同形式的健康管理组织。日本于 2002 年出台《健康促进法》，从立法层面促进健康产业的发展。

我国的大健康产业起步相对较晚。2000 年，国内第一批健康管理公司才零星地成立，2004 年 10 月，中国人民健康保险股份有限公司正式成立，宣示国内大健康产业走上正轨。我国的健康产业二十年来大致经过了三个阶段：开始的十年处于初级阶段，其特点是松散型结构和并不清晰的概念；后来进入健康产业中期，其特点是逐渐清晰的概念和开始成长的服务，这个阶段体检中心开始出现，并带动其健康咨询服务的诞生；后期为健康产业快速发展期，出现了健康管理、集成式医疗保健等，健康产业链逐步形成。

185

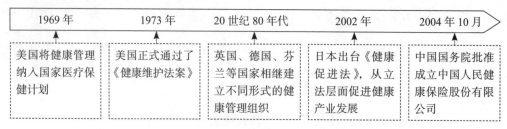

1969 年	1973 年	20 世纪 80 年代	2002 年	2004 年 10 月
美国将健康管理纳入国家医疗保健计划	美国正式通过了《健康维护法案》	英国、德国、芬兰等国家相继建立不同形式的健康管理组织	日本出台《健康促进法》，从立法层面促进健康产业发展	中国国务院批准成立中国人民健康保险股份有限公司

图 2　大健康产业发展示意图

（三）大健康产业的产业链：涵盖完整生命周期，新技术、新模式正在不断优化、颠覆现有医疗体系

一直以来，传统的健康产业主要就是医疗产业，而医疗产业由于其专业性壁垒使得其一直是一个相对封闭的系统。随着健康产业涵义的扩张，"大健康产业"的概念不仅仅在产业范围上得以扩大，更为重要的意义在于不同产业间的"化学作用"，使得其能完整覆盖一个人完整的生命周期，更好地满足人不同阶段的健康需求。从生命周期的角度来看，大健康产业链囊括了"生、老、病、残"完整的生命周期，具体细分产业如下：

表 1　大健康产业链全景图

	生	老	病	残
诊疗			常规手段 远程诊疗 基因治疗 疾病管理 人造器官移植	常规手段 远程诊疗 人造器官移植 整形外科 功能恢复器械
用药	保健药品	慢性病控制新药	药品开发新模式 互联网药店	药品开发新模式 互联网药店
护理		家庭监护 养老地产	疾病护理 康复护理	疗养机构 康复护理
健康检测	健康物联 健康体检 健康数据库	风险预警 健康体检	风险预警	风险预警
康复管理			身体康复训练及评估 心理康复干预	身体康复训练及评估 心理康复干预

（续表）

	生	老	病	残
健康 评估	健康档案 健康咨询 基因检测 健康保险	老年病风险评估 致病基因检测		
健康 保持	健康设备 健康教育	健康设备 健康教育		

从健康消费需求和服务提供模式角度出发，大健康产业链又可分为医疗性和非医疗性健康服务两大类，并且可以形成四大基本产业群体，即：以医疗服务机构为主体的医疗产业；以药品、医疗器械以及其他医疗耗材产销为主体的医药产业；以保健食品、健康产品产销为主体的传统保健品产业；以个性化健康检测评估、咨询服务、调理康复和保健促进等为主体的健康管理服务产业。

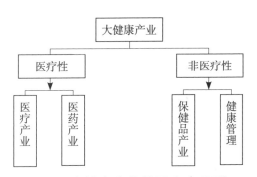

图3 大健康产业的四大产业群

值得注意的是，大健康产业不是四大产业群的简单累加，而是基于统一的大健康理念对原有产业进行重新整合，从而达到更好地服务个体健康的目的。其中，医疗性服务依然是产业链中最具技术含量的核心内容，同时将自身专业性的数据及判断辐射到非医疗性产业，使其对个体健康的服务更为有效；健康管理产业的内容不仅局限于健康的体检服务，而是承担起调节整个

187

产业链中健康资源的作用；保健品产业将基于医疗性服务的共享信息对自身产业进行进一步升级和规范。四大产业群之间的联动将优化整个大健康产业链的效率，产生创新的化学效应，诞生一批新的产业。

二、国内外大健康产业发展现状和趋势分析

（一）国外大健康产业发展现状分析

大健康产业正成为全球经济体系的一支重要力量，同时因为其高成长性和抗周期性，也被资本市场所热捧。美国著名经济学家保罗·皮尔泽等认为，健康产业会以不可阻挡的势头加速发展，很快将替代 IT 产业成为推动世界经济发展的新引擎。据统计，在按国际标准划分的 15 类国际化产业中，健康产业是世界贸易增长最快的五个行业之一。

国外大健康产业发达地区，既有美、日、英这样产业链完善、创新活跃、法律明晰、监管到位的龙头区域，又有芬兰、泰国、菲律宾这样在某些领域突出的特色区域。

大健康产业是美国的支柱产业之一，是除制造业、服务业、金融保险业、房地产外的第五大产业，同时也是美国增长最快的行业之一。美国大健康产业有以下特点：一是已构建以健康风险管理为枢纽的大健康产业链，美国健康风险管理行业由第三方公司和保险公司内部专业部门组成，除电话、互联网等集中型服务外，还通过为家庭及社区保健服务机构提供信息系统、技术工具、专业培训，将健康风险管理服务下沉到社区一线；二是真正做到"战略前移、重心下移"，重视家庭和社区关怀、重视预防保健已经成为美国健康产业的主流，除一部分全科诊疗服务外，更多的是进行健康促进、慢病管理等健康风险管理工作，此类健康风险管理工作已在信息系统和专业培训

的支撑下，与临床医疗体系系统地整合在了一起；三是服务类产业的产值已超过总产值的半壁江山，比如"家庭及社区保健服务"是整个美国健康产业中的最大门类，长期超过整个健康产业产值的50%。

日本由政府主导发展大健康产业。日本从1979年开始倡导中老年健康运动，于1988年提出了全民健康计划，其中包括健康测定、运动指导、心理健康指导、营养指导、保健指导等，2000年制定国民健康运动，2002年通过了《健康促进法》。这些法案的出台极大地规范和促进了大健康产业的发展，在日本，不到2亿人就有大约60多万名营养师提供专业服务，同时其他的健康产业也在蓬勃发展，如疗养产业已成为日本发展最快的行业之一。

英国通过其"国民卫生服务体系"来发展大健康产业。英国的"国民卫生服务体系"是社会福利中的重要组成部分，英国所有纳税人和在英国有居住权的人都有免费享受该服务体系的权利，随着人口的增加和人们对健康质量要求的提高，国民卫生服务的开支占GDP的比重也逐年升高，由1975年的3.8%提高到了2003年的7.7%，到2008年占到9.4%。

除此之外，欧洲和东南亚一些国家虽然没有系统地将相关子产业整合起来发展，但在具体细分产业上的独立发展也取得了成功。比如，欧洲的旅游疗养产业，如芬兰等在温泉疗养等产业方面发展良好，东南亚的疗养产业，如泰国、菲律宾每年的疗养产业产值分别达到了160亿美元和20亿美元，泰国一直作为旅游特色来推荐的泰式保健按摩服务。

近几年来，主要发达国家在医疗改革的刺激和推动下，大量的风险资本投入到大健康产业的新兴领域，尤其是互联网医疗领域。2020年，全球医疗健康融资总额创历史新高，同比增长41%；全年1亿美元以上融资交易 205 起，占比高达 9%。这意味着在全球范围内，投入医疗健康产业约一半左右的资金被不到 10% 的企业所占据。在卫生事件的笼罩下，全球一级市场呈现出资金抱团取暖的趋势，向头部公司汇聚，市场分化进一步加剧。尽管融资项目数量增速放缓，但融资额达到 511.6 亿美元（约 3529.8 亿人民币），同比增长约 34%。卫生事件让许多未被满足的医疗需求得到了更快响应、远程医疗、体外诊断、家庭护理、疫苗研发等领域加速融资，加之全球货币宽松浪潮进一步发酵，国外风险投资资金同样加大了对医疗健康产业的投入。

（二）国内大健康产业发展现状分析

近几年来，一方面随着经济发展和人民生活水平的提高，我国正经历人口结构、疾病谱和医疗服务观念的重大变化，催生了对健康方面新的需求；另一方面我国在医疗、卫生、保健、生命科学等领域取得的一系列成就为大健康产业夯实了基础，直接或间接地推动了我国大健康产业的发展。2019年，我国大健康产业规模达到 8.78 万亿元，未来五年（2021—2025 年）年均复合增长率约为 12.29%，2023 年将达到 14.48 万亿元。如此巨大的市场增量空间，在中国只有屈指可数的几个领域，大健康稳排前三。

现阶段，国内大健康产业发展的主要情况包括：一是政策环境不断优化。现阶段，我国在不断地推进医疗体制改革。2007 年 1 月，新医改方案公布。2012 年 3 月 14 日，国务院提出"健康中国 2020"健康发展战略。2013 年 9 月 14 日，国务院又发布了《关于促进健康服务业发展的若干意见》，提出"到 2020 年，基本建立覆盖全生命周期的健康服务业体系，健康服务业（医疗护理、康复保健、健身养生等）总规模达到 8 万亿元以上"。这一系列政策为未来大健康产业的发展指明了方向。二是国内很多地区已开始积极进入大健康产业，比如苏州建立了"环球国际健康产业园"、天津建立了"天狮国际健康产业园"、河北建立了"燕达国际健康城"、嘉定规划建设了上海首个健康主题产业园区；深圳通过了《深圳市生命健康产业发展规划（2013—2020年）》、上海推出实施了《"健康上海2030"规划纲要》等。三是传统的医疗产品（药品和器械）仍然占主导地位，占据大健康产业产值的绝大份额。保健领域虽然也有一些知名产品出现，比如汤臣倍健、交大昂立、碧生源等，但也面临着国外知名品牌的激烈竞争，所占市场份额和国外成熟市场相比，也还有很大的差距。除此之外，更高层次的生命领域虽有一些零星的创新，但尚未成熟也未形成气候，需要进一步培育。四是部分药企已经将产业链横向衍生，比如云南白药将产品线延伸至口腔护理，生产出云南白药牙膏，江中制药延伸至保健食品领域，生产出猴头菇饼干、蓝枸饮料，天士力也成立子品牌金士力专注除药品外的大健康产品。据统计，国内有数百家药企已介入大健康产业，其中包括30多家上市公司。五是非医疗类大健康产品重营销轻研发，现阶段国内这类产品更多是靠营销，研发能力与国外相比不足，也从某种程度上造成产品鱼龙混杂，影响整个产业的诚信度。六是资本正蜂拥涌入大健康产业的新兴领域，治疗康复、生物制药投资额领先其他领域，数据/信息和健康管理是新兴领域，生物技术带动的药物研发与制造依旧吸引了最多的风险投资额。制药领域投资数量少，但单个交易额价值高；医疗保健服务单个交易价值低，但交易数量较高；制药和医疗设备依然是投资热点。七是产业链各子产业未能有效整合，医院、保健机构、健身机构等缺乏一个类似国外"健康管理"的单位对已有资源进行有效整合，最大化服务于居民身体健康的目的。

191

（三）大健康产业未来发展趋势分析

未来，随着人们对健康意识的不断增强，以及对健康产品需求的不断增长，包含医疗卫生、营养保健、健身休闲等健康服务功能的大健康产业能刺激经济快速地向前发展，成为推动整个国民经济新的增长极，并为推动社会的不断进步作出巨大的贡献。

大健康产业的发展将呈现平台化、个性化两极分化的趋势。一方面，一些能够贯穿产业链、覆盖健康过程的平台型企业将会出现，在这个过程中互联网、移动互联网、物联网的作用尤其重要，将重塑健康服务流程、优化资源配置及打造更有效率的健康生态体系；另一方面，无论是疾病诊疗还是健康保养，都将更针对个体的具体特征来制定解决方案，在这个过程中，生物技术、纳米技术、机器人技术、3D打印技术、大数据技术等将提升诊疗效果、提高重急症的治愈率、更好维持人体健康状态。

新的技术的引入、与其他产业的融合将有可能导致大健康产业在现有产业结构的基础上产生颠覆性变革，新的模式、新的业态由此诞生，从而在现有医疗体系的基础上构建新的健康产业的体系。"医疗产业"过渡到"大健康产业"，原有的行业壁垒和思维禁锢将被打破，创新创业的想象力将被激活，医院、医生、用户之间的关系将被重新定义，现有医疗健康体系的模式将被优化，更有效率、更有质量的新的体系将带动一批新的产业的繁荣。

具体来说：一是信息技术将深度介入大健康产业，通过流程改造将整合现有产业链，在覆盖整个健康周期以及垂直细分领域将产生一系列的平台公司，比如追踪个体生命周期内健康信息的健康管理平台、涵盖医疗完整诊疗过程的移动管理平台、特定病例的分享平台等。在这些领域已有公司开始探索，比如阿里巴巴的"未来医院"就是一个移动就医平台，集挂号、候诊、缴费、查看检验报告和医患互动为一体，类似的还有微信的"全流程就诊平台"，还包括"春雨医生""挂号网"这样的专业询诊、挂号的平台，还有像"丁春园"这样的医生群体专业交流平台。移动互联网加上无处不在的物联网，会促使大健康产业产生颠覆性的变化。二是健康数据将是争夺的关键点，同时基于健康数据的分析处理将带来新的产业机遇。在研发过程中，数据研发在策略的选择、药物的选择，甚至在各个领域都是非常重要。已有企业通过数据挖掘出"金矿"，比如深圳华大基因，通过对基因数据的挖掘和分析，提供无创产前基因检测、癌症基因检测等服务。目前，华大基因正计划建立大型生命健康数据中心，为全球重大疾病研究的科学家提供基本的组学水平上的基础数据，提供高效率的人工智能分析体系。其他不同类型的企业正从不同角度切入这一领域，比如阿里巴巴与石家庄政府试点"电子处方＋线上卖药"模式，360 和国家药监部门合作上线了一个药物数据库查询，京东通过移动医疗硬件搜集个体健康数据，组建开放的数据应用平台，并提供第三方应用，乐普医疗重点心血管和糖尿病可穿戴医疗设备的研发，利用可穿戴医疗设备的数据进行二次服务。三是更多高新技术将用于个体化健康服务，这些技术的应用将产生新的高附加值产业，如纳米技术用于靶点治疗，基因技术用于早期诊断和治疗，机器人技术和虚拟现实技术用于远程手术，大数据技术用于新药筛选，生物技术用于新药开发，3D 打印技术用于骨科、牙科等，未来专业提供个性化健康解决方案的公司也将得到长足的发展。四是其他产业与大健康产业融合将产生新的模式，大健康产业涉及面广，需要与不同产业进行融合，其中最重要的是保险业，欧美发达国家的保险业往往扮演着健康管理的角色，承担着调配健康资源的重任，未来保险业与大健康产业的融合将推动我国大健康产业的"重心前移"，更加关注健康保持、预防，其他一些产业的介入也将给大健康产业带来部分变革，比如房地产与大健康产业的融合，通过"房产＋服务费＋慢病管理"这样一种模式涉足养老服务。

三、浦东发展大健康产业的意义

浦东应该重视大健康产业发展：一是大健康产业市场潜力巨大。我国庞大的人口基数造就了国内大健康产业未来巨大的市场容量，加之生活水平的提高对健康需求进一步提升，人口老龄化、疾病谱改变等一系列因素也导致了大健康产业新的需求。由于慢性病发病率快速攀升，心脑血管疾病、神经退行性疾病、肿瘤、代谢障碍性疾病、免疫学疾病等慢性健康疾病已成为中国头号健康威胁，浦东发展大健康产业，很有可能为浦东打造一个新的航空母舰产业和市场（包括高端医疗健康、医疗旅游、生物医药和医疗器械领域）。二是大健康产业正处于起步阶段。虽然资本、企业正蜂拥进入这一产业，但总体来说，现阶段均属于"试水"阶段，无论是医院、健康体检企业、连锁药店，还是互联网企业、智能硬件企业、保险企业、房地产企业，均未找到一条行之有效的模式，也未有真正的龙头企业出现，很多子产业尚处于空白阶段，浦东此时介入很有机会把握产业链核心环节。三是大健康产业有望为浦东培育"四新"和"五型"经济[①]。大健康产业正在酝酿一场变

---

① "四新"经济指新技术、新业态、新模式、新产业；"五型"经济指创新型经济、服务型经济、开放型经济、总部型经济、流量型经济。

革，从壁垒森严的专业体系，到形成一张高效运作的网络，既涉及现有医疗体系、医保体系，又涉及金融、地产、互联网、移动互联网等多个产业，必将带来高附加值的新产业、产生新的业态、发掘有前景的新技术、孕育有颠覆意义的新模式。四是大健康产业有利于促进医疗卫生体制改革。大健康产业将在健全基层医疗卫生服务体系、促进基本公共卫生服务逐步均等化、推进公立医院改革试点五项改革重点中发挥重要作用，将为解决群众"看好病"问题作出具体贡献。

四、浦东发展大健康产业的优劣势分析

浦东发展大健康产业优势明显：一是浦东背靠上海这个国内医疗资源最发达的地区。首先，上海医药学科整体具有优势，多个学科国内位居前列（见表2），全国十大最好医院的综合排行中有三家上海的医院，分别是华山医院、瑞金医院、仁济医院，除此之外，上海也是国内少有的中医综合实力位居国内前列的区域，比如龙华医院、曙光医院。其次，上海在医疗系统数字化方面已走在国内最前沿，目前上海医联工程已经覆盖了上海38家市级三甲医院，不仅使横向的三甲医院实现了信息互通，而且使纵向的区级医院、社区医院实现了诊疗信息共享，做到了市各级医院间大规模临床信息实时共享以及健康档案动态更新、高效存储检索，以及海量影像信息高效存储、传输和展示，这些都为未来大健康产业商业模式的探索打下了良好的基础。此外，上海还拥有一批高水准的医疗研究中心，比如中国科学院上海药物研究所、纳米医学应用技术研究所、上海医药临床研究中心、上海中医国际康复中心等，可以提供源源不断的技术支撑。二是

195

浦东已有一定发展大健康产业的基础。首先，生物医药产业是浦东的传统优势产业，浦东已是国内生物医药领域产业集群优势最明显、新药创制成果最突出、创新人才最集聚的地区，一方面意味浦东占据了大健康产业链中最有技术含量的环节，强大的技术积累和技术壁垒使得浦东握有大健康的核心竞争力；另一方面利用生物医药领域的优势，浦东可以横向、纵向拓展其他大健康产业。其次，一批高端医疗服务机构正在聚集浦东，比如上海国际医疗中心、上海质子重离子医院这样的高端机构，这些机构拥有最新的医疗服务理念和最新的医疗技术，将为浦东打造一个大健康产业高地。此外，浦东已拥有一批正在向大健康产业积极切入的企业，比如上海瑞慈健康体检管理股份有限公司正在构筑其大健康战略格局，建立一个健康服务平台，上海中药制药技术有限公司向保健食品拓展，已推出"九州红"养生蔬菜汤，且在积极研制各类保健品，"千人计划"企业圣美申公司已经把智慧医疗服务付诸实践，其研发的国际首个移动医疗器械无线遥控平台，可对接各种智能健康移动终端，进行大数据的分析。三是浦东的金融产业将是大健康产业最有力的支撑。大健康产业涉及面广，不但与保险金融直接相关，同时相关的产业整合和产业布局需要金融资源的支持，浦东强大的金融产业可以为大健康产业量身定制金融产品。目前，依托浦东国际金融中心重要承载区的优势，已有一些生物医药企业以金融业支持健康产业实体经济发展。四是浦东成熟的信息产业有助于嫁接整个大健康产业，大健康产业的未来发展与信息产业密切相关，浦东在芯片制造、软件开发、物联网、可穿戴设备等领域已经积累一定的优势，可以为大健康产业链的需求提供一站式的产品和服务，便于浦东大健康产业形成集群效应。

表 2　上海医药学科的国内排名情况一览

学　科	学　校	国内排名
中药学	上海中医药大学	1
中医学	上海中医药大学	2
中西医结合	复旦大学	2
	上海中医药大学	3
临床医学	上海交通大学	1
	复旦大学	2
基础医学	复旦大学	2
	上海交通大学	3
护理学	第二军医大学	3

　　浦东发展大健康产业依然有以下挑战：一是需要制定大健康产业发展的整体规划。浦东新区目前还缺少针对浦东具体情况的有高度有质量接地气的产业研究和政策研究方案，需要加强产业发展的顶层设计和统一规划。二是很多壁垒需要打破。大健康产业由于其覆盖面广，产业链的联动和对接需要打破不同行业、不同部门间的一些传统壁垒，比如医疗体系的信息如何与康复产业进行对接，可穿戴设备等这一类设备的用户数据如何与医疗产业、康复产业共享，养老保险如何和养老地产这类产业合作。三是产业需要规范，相关的产业技术标准需要制定。现阶段，由于大健康产业涉及产业众多，难免出现鱼龙混杂的现象，很多仅仅是停留在出售产品甚至概念的层面，很少具备创新能力，很少具备服务能力，一部分产业还很低端，没有服务标准与体系、没有专业培训体系、没有专业管理公司，需要政府出台相关政策加以规范。四是需要面对互联网巨头（BAT）强有力的挑战，国内互联网巨头正在加速介入大健康产业，依赖自身客户群体、交互数据的平台优势，通过不断的并购、参股或合作的形式在大健康领域"占位"，最终希望以互联网的

优势来重新塑造大健康产业链。如果浦东发展大健康产业，将与这些互联网巨头直接竞争，这就需要浦东扬长避短，制定差异化的发展路线。

五、关于浦东发展大健康产业的几点思考

浦东应重视大健康产业这样有着广阔前景的新兴产业。从产业角度来说，大健康产业将会深度重塑现有医疗产业、医药产业、保健产业、健康管理产业的格局，以此为契机培育基于新型健康理念的"四新"经济与"五型"经济，浦东将涌现一批具有创新精神的企业，分享万亿健康红利，从民生角度来说，大健康产业作为一项涉及国计民生的事业，将会提升区域居民的整体健康水平，让医保基金、养老基金这些直接关系到百姓生活质量的基金运作得更有效率。因此，兼具经济性和公益性的大健康产业在发展过程中，政府发挥的作用将至关重要，无论是战略规划、产业引导，还是调配健康资源等诸多方面，政府都将扮演重要的角色。复旦医药集团股份有限公司副总裁邵颖表示：以大健康为目标的科技创新中心的核心，最终是落在企业为主体，政府各个方面应该起到支持、服务、制定游戏规则等的作用。为此，提出以下建议：

（一）战略规划："两个核心、一个辅助"打造有国际影响力的"大健康城市综合体"

建议：一是合理规划浦东大健康产业，利用浦东不同区域的特点，确定浦东大健康产业的"空间载体"，以"两个核心、一个辅助"打造浦东的"大健康城市综合体"。"两个核心"指的是，一方面，以张江药谷、上海国际医学园区为"医疗服务核心功能区"，进一步强化张江药谷、上海国际医学园区的功能，汇集上海高端医疗资源和顶级科研资源，提供高质、价优的

高层次、个性化的医疗健康服务，尤其是一些具有较高技术含量的创新服务，比如基因诊断、基因疗法、生物诊断等，同时加强与浦东其他与大健康相关的产业基地的整体联动；另一方面，以临港滴水湖为"康复休闲核心功能区"，充分利用该区域良好的生态环境和安静的生活氛围，满足疗养、恢复、娱乐的需求，高起点规划、高标准建设，体现高端高效高附加值，重点发展康复服务、健康养老、健康金融、中医保健、智慧医疗和健康产品交易等新兴大健康产业。"一个辅助"指的是，以陆家嘴金融中心为"大健康金融辅助功能区"，为"大健康城市综合体"的建设提供相应的资金支持，重点支持相关工程建造、设备引进、设备租赁等项目。二是发挥"两个核心、一个辅助"的联动效应，促进区域内医疗、康复、休闲、娱乐协同发展，为个体的健康需求提供一站式解决方案，并形成具有国际影响力的特色品牌。三是以国际最先进理念和标准打造"大健康城市综合体"，加强与国际医疗资源的交流和互动，在目标市场上也要具备国际视野，一方面，借鉴国际先进的大健康产业的管理经验和医疗技术；另一方面，吸引一批国际客户体验浦东"大健康城市综合体"的优质服务。四是发挥我国健康领域的传统特色，将优良的传统健康文化融入产业建设中，比如中药、推拿、针灸、按摩，将传统健康文化与现代健康需求相结合，发展具有民族特色的健康产业，陈凯先院士表示：要关注到有中国特色的，要把中医药的优势充分地发挥起来。

（二）产业布局：结合自身优势形成差异化竞争，重点布局大健康产业链高端环节。

199

建议：一是确定浦东发展大健康产业的"组织载体"，"上海国际医学中心"已颇具规模，建议以"上海国际医学中心"为组织载体，进一步整合浦东乃至上海的顶尖医疗资源，形成一批卓有成效的针对具体病症的特色治疗方案，尤其是一些现阶段对人类健康造成巨大威胁的慢性疾病，比如心血管疾病、癌症、糖尿病等。二是以专业性塑造高端服务品牌，针对未来需求的趋势（如人口老龄化、全球发展中国家和地区医药支出以及人群分布等），重点关注布局以下前沿高端环节：（1）基于生物技术、基因技术等高精技术的个性化诊疗方案；（2）基于信息技术的智能化问诊咨询平台；（3）基于智能硬件的健康数据收集分析平台；（4）基于"治未病"健康理念的全生命周期健康管理平台；（5）基于跨界融合的新型大健康服务。三是错位竞争以专业性谋求产业链向外延展，浦东的优势在于医疗领域的专业性，这也是目前互联网巨头所欠缺的，技术门槛的限制将使得短期内互联网企业将在大健康产业边缘游走，浦东应把握这一优势，根据特定群体特殊的生理、心理需求，提供最专业的服务，并将这种健康领域的专业性体现于康复、娱乐、保健等子产业中。

（三）资源调配：建立浦东健康信息数据中心，并探索新的健康资源调配机制

建议：一是建立浦东健康信息数据中心，健康信息将是未来大健康产业的核心资源之一，基于大数据的信息化数据健康必将是新兴健康产业重要的组成部分。围绕健康信息的流程优化，将会带来整个医疗体系的变革，而现阶段由于各自利益的考虑，各个机构之间的数据处于割裂的状态。建议浦东成立统一的"健康信息数据中心"，与上海医联工程合作，将零散的数据整合起来，比如医院的"处方数据"、体检中心的"体检数据"、药厂的"药品销售数据"、新药研发机构的"临床试验数据""可穿戴设备的实时监测数据"等，最终实现一张"医保卡"能体现个体的所有健康数据。二是完善健

康信息的分享和保护机制，首先要解决计算机联网和信息共享的问题，比如把卫计委的网络和妇幼网的网络好好利用起来，就可以研究出生缺陷的问题。一方面，使得参与分享的机构都能从分享中获益，比如医院可以根据历史的体检数据制定更好诊疗方案，新药研发机构可以从个体的健康信息中获得更有针对性的指标等，通过对交互数据的挖掘分析得出一些有价值的共性结论等；另一方面，对于健康信息中涉及个人隐私的方面，应该加密保护。三是以健康信息为基础探索新的健康资源调配机制，利用信息技术，最大化发挥健康信息资源的价值。一方面，利用互联网、移动互联网这些新兴技术，优化现有医疗问诊体系的流程，在已有网上挂号、微信预约等便民措施的基础上，深度优化医疗流程，比如大医院与基层医院进行数据分享，大医院负责处方权，基层医院负责根据处方采取基本的医疗措施，缓解大医院看病的压力，又比如，利用可穿戴医疗监测硬件实时监测病患的异常数据，并反馈给医生，既降低了病人的风险，又减轻了当前医护人员不足的状态；另一方面，利用健康信息促进"治未病"的医改趋势，在多样性消费群体和患者群体的健康数据的基础上，开展临床研究、保健研究，对区域居民的健康状态进行预判，并进行提前干预，比如，通过健康媒体指导饮食、作息等，达到"治未病"的效果。

（四）市场营造：制定产业技术标准，充分发挥社会各方面资源，促进产业长远发展

建议：一是建立统一的、能够与国际接轨的健康标准体系。一方面，由独立而权威的认证机构进行认证监督，以保证健康产品和服务的质量安全，通过完善的法律和制度体系来规范市场，从根本上解决目前健康产业尤其是保健品行业发展较为混乱的局面；另一方面，制定严格的健康人才准入和考

201

核制度，提高从业人员的素质，规范从业人员的专业性，保障健康服务的安全。二是广泛调动、引导和鼓励社会资本在大健康产业方面的投入，特别是在营养健康业、健身娱乐业、旅游疗养业这类增长迅速的新型大健康产业中，调动、引导和鼓励社会资本努力开发符合消费者生活方式的营养健康产品，以"内涵型、技术型"为发展思路，争取形成一批有更多知识产权和国际竞争力的品牌企业。三是政府通过"大健康示范项目"来推动一批前沿技术、产品的应用，很多时候，一些较新的大健康技术、产品投入市场需要医院、监管单位的支持，因此政府的协调必不可少，通过政府采购产品或服务的方式，建立一批有前瞻意义的"大健康示范项目"，对于新技术、产品的推广应用至关重要。上海本身有很多的医院，政府可以让在上海做大健康创新的企业，第一时间在上海用户面前得到应用，如果再做一些相关的宣传，对于医院有一些相应的激励措施，不管这些大健康产品是药、器械，还是医疗技术，都会起到非常大的作用。四是通过传统媒介或新媒体，向民众宣传大健康的科学理念，积极培育市场环境，比如通过电视、微博、微信公众号等平台，宣传"预防疾病、促进健康"等概念，让人们从观念上改变对"健康"的认识，间接推动大健康产业的发展。

"健康上海行动"的项目实践：全方位守护健康

上海社会科学院健康经济与城市发展研究中心 *

2019 年 10 月，"健康上海行动"发布了首批 40 个项目，全方位、全人群、全生命周期维护与保障市民健康，不断增强市民的健康获得感与幸福感，确保上海市民主要健康指标继续居世界发达国家和地区领先水平。这 40 个项目从各部门推荐申报的近 100 个项目中遴选而出，涉及 18 个专项行动。

一、项目实践的五大特点

特点一，"覆盖面广"，通过全面普及健康知识、全民开展健康教育，全力提升市民健康素养水平。例如，"发放市民健康礼包"，覆盖全市 800 多万户家庭和 2400 多万市民，以免费发放"健康读本＋实用健康工具"组合式礼包的健康科普项目，让市民更快、更好、更持久掌握健康知识和技能，助推上海市民健康素养水平再上新台阶。

特点二，"措施务实"，贴近市民日常生活，满足市民健康需求。例如，"推动居民健康自我管理小组多元化发展"，全市目前建有居民健康自我管

---

* 上海社会科学院健康经济与城市发展研究中心根据相关公开资料整理。

理小组 2.8 万余个，55 万人参与活动，覆盖全市 100% 居（村）委，未来将不断扩大居民健康自我管理活动的覆盖范围和受益人群，至 2022 年和 2030 年，参与健康自我管理小组的人数分别达到 85 万人和 120 万人。此外，开展社区智慧健康小屋建设、完善社区卫生服务中心延时服务等项目，将为广大市民提供更贴心、更细心、更暖心的社区卫生与健康管理服务。

特点三，"富有新意"，以新理念、新技术、新手段为市民打造高品质健康生活。例如，推广新媒体科普节目《健康公开课》、开展"医师讲堂"健康科普抖音大赛，与东方明珠移动电视等合作，创新医学科普模式，让健康传播获得更广泛的社会影响力与更良好的公众接受度。此外，推出"健康上海全景电子地图"、完成"五码联动"疫苗全过程可追溯管理信息系统、推进"互联网＋预防接种"服务，开通预防接种咨询热线、推动将电子烟纳入公共场所禁烟范围等项目，更多创意点亮健康生活，更高标准建设健康城市。

特点四，"精准施策"，聚焦重大疾病、重点人群和重要健康问题。例如，修订"中小学生健康教育读本"，与胡锦华健康教育促进工作中心合作，以我国著名健康教育专家、原上海市健康教育所所长胡锦华牵头编著的《现代健康教育学》为理论支撑，以原中小学生卫生教育读本为改编基础，构建全新中小学生健康教育课程体系。此外，"开展社会心理服务体系建设试点""提升市级危重孕产妇会诊抢救能力，建设 18 个儿童早期发展基地""推进肿瘤'早筛查、早诊断、早治疗'和危险因素控制""实施 0—18 岁视觉健康全程服务管理"等项目，有的放矢、关口前移，为市民健康保驾护航。

特点五，"多方联动"，多部门携手、跨区域合作，推动本市十多个市级政府部门和企事业单位、办医主体、医疗卫生机构、公共卫生机构、学术团体、社会组织等共同致力于健康上海建设。例如，"推进市民健身步道、市民球场、市民益智健身苑点建设"，与市体育局合作，更好满足市民科学健身需求；"优化个人账户购买商业医疗保险"，与市医保局合作，探索商业保险提升健康服务能级。此外，"深化长三角重点医院合作共建，推进专科联盟建设""推进长三角医疗急救一体化项目""推进长三角健康信息互联互通"等项目，大力推动"健康长三角"建设，让三省一市百姓共享优质医疗资源与健康服务。

二、首创式实践：全国首个省级健康地图发布

由上海市健康促进委员会办公室牵头，依托上海"健康云"平台，组织多家单位联合编制的健康上海全景电子地图，是全国首个省级健康地图，共纳入2万余条健康相关机构和设施的数据信息，涵盖医疗护理、公共卫生、体育健身、市容绿化等多个与百姓健康息息相关的领域。

健康上海全景电子地图目前共有15个大类、50余个小类、2万余条数据信息，其中包括：三、二、一级医疗机构，康复医院、护理院、智慧健康驿站、献血屋，妇幼保健、视觉健康、口腔健康、精神卫生、健康教育等机构，市民健身步道、健身苑点、运动场馆、公园绿地，母婴设施、医保中心等便民健康服务点。未来，健康上海全景电子地图的数据信息纳入范围还将不断扩大，如上海市红十字会的自动体外除颤仪（AED）设备设置、医保药店等更多健康相关领域的机构和设施信息都将被纳入其中，同时还将不断叠加、完善数据信息与服务功能。

伴随健康上海全景电子地图发布，上海居民健康账户服务同步启动。

205

2019 年 2 月，上海市政府办公厅转发市卫生健康委等 14 个部门联合发布的《关于加强本市社区健康服务促进健康城市发展的意见》指出：到 2020 年，上海将初步实现居民拥有一个健康账户，连接一个统一的智慧平台，居民在社区可享适宜、综合、连续的整合型健康服务。

上海"健康云"平台正式启动健康账户应用服务，通过一人一档的健康账户和个性化服务清单，更好地为全民健康管理提供公共服务保障。市民可通过"健康云"查看个人健康档案、记录日常健康行为、评估自我健康状态、统计健康经济支出、累积健康积分、兑换健康服务，践行健康文明的生活方式。

附：健康上海行动首批项目

1. 发放市民健康礼包

2. 开展市级机关公务员健康促进行动

3. 推选新时代健康上海建设典型案例

4. 推广新媒体科普节目《健康公开课》

5. 推动居民健康自我管理小组多元化发展

6. 开展"医师讲堂"健康科普抖音大赛

7. 设立"健康上海"精品讲座

8. 开展"健康睡眠"科普项目

9. 推出"健康上海全景电子地图"

10. 开展"影响市民健康的不良生活方式"社会调查

11. 出版《现代健康教育学》专著

12. 修订"中小学生健康教育读本"

13. 推进市民健身步道、市民球场、市民益智健身苑点建设

14. 举办上海城市业余联赛

15. 完善戒烟服务网络，开展"十月怀胎·爸爸戒烟"活动

16. 推动将电子烟纳入公共场所禁烟范围

17. 开展社会心理服务体系建设试点

18. 全面启动 2020 年国家卫生区复审工作

19. 提升市级危重孕产妇会诊抢救能力，建设 18 个儿童早期发展基地

20. 推进肿瘤"早筛查、早诊断、早治疗"

21. 实施 0—18 岁视觉健康全程服务管理

22. 完成"五码联动"疫苗全过程可追溯管理信息系统

23. 推进"互联网＋预防接种"服务，开通预防接种咨询热线

24. 实施"生活饮用水扫描知卫生"项目

25. 开展空中、地面立体化医疗救援体系建设

26. 推进区域性医疗中心建设

27. 开展社区智慧健康小屋建设

28. 完善社区卫生服务中心延时服务

29. 提升中医药临床能力，推进中西医临床协同

30. 开展"中医中药中国行"中医药文化推广活动

31. 优化个人账户购买商业医疗保险

32. 开展居民环境与健康素养水平测评与提升

33. 推进健康企业与功能社区健康服务融合发展

34. 深化长三角重点医院合作共建，推进专科联盟建设

35. 推进长三角医疗急救一体化项目

36. 推进长三角健康信息互联互通

37. 建设长三角罕见病实验诊断协作中心

38. 举行"亚洲医学周"论坛，推进"一带一路"肿瘤防治合作

39. 启动健康影响评价机制研究

40. 举办健康上海建设领导干部专题培训班

多方共建"医疗器械创新与转化平台"，推动医工交叉领域攻坚克难

上海社会科学院健康经济与城市发展研究中心 *

医工交叉是医学发展的动力，在面对发达国家可能实施的生物医药技术和配套服务的封锁情形下，加快高端医疗器械的国产替代和自主创新显得尤为重要和紧迫。而高端医疗装备的开发涉及临床医学、光学工程、生物医学工程、机械工程、材料科学与工程、控制科学与工程、计算机科学与工程、系统科学与工程等众多学科技术的综合应用，这些跨领域复杂问题的解决必须依靠医工交叉。

一、医工交叉的"前半场"：提出临床需求

2019 年 9 月，上海理工大学和上海交通大学医学院聚焦医工交叉，共同发起建立"医工交叉创新研究院"。在这个平台和机制培育下，涌现出大批项目：混合现实手术导航系统为主刀医生提供虚实叠加的精确血管位置定位导航功能，已完成多例肩背部及腿部游离皮瓣切取术；以材料创新打造

209

---

* 上海社会科学院健康经济与城市发展研究中心根据相关公开资料整理。

的"升级版"手术高频电刀，不仅使用安全、舒适，而且能够防止组织黏连，已在医院开展动物实验……上海理工大学与上海交通大学医学院共同发起建立医工交叉创新研究院以来，已在上海各大三甲医院建立13个工作站，针对临床应用需求开展跨学科联合攻关项目159项，有7项经专家论证已具备产业化价值，其中有3项已注册公司，450名医工交叉研究生进行联合培养。

二、医工交叉的"落脚点"：成果转化

对医工交叉而言，更重要的是成果转化，它是医工交叉合作的真正落脚点，也是真正掌握医疗技术、医疗设备和药物领域核心技术的关键所在。

长于"创新链"的上海理工大学、上海交通大学医学院，与工于"产业链"的中国科学院上海微系统与信息技术研究所、上海新微科技集团有限公司联合共建"医疗器械创新与转化平台"，汇集校、企、医、监、研多方资源，以医护重大需求为导向，开展多学科交叉研究，重点开发进口依赖度高、临床需求迫切的高端医疗器械或医疗材料，实现医疗装备关键核心技术突破，打造"医院—高校—研究院—企业—医院"的医疗器械产业闭环。

中国科学院上海微系统与信息技术研究所作为上海集成电路产业的"领头羊"，与上海新微科技集团有限公司一起，共同进军医疗产业，致力于传感器等核心技术在医疗器械领域的转化和应用。他们与上海理工大学、上海交通大学医学院等的携手，是顺应全球新一轮科技革命和产业变革趋势，赢得大健康产业发展主动权的战略选择，也将为医工交叉项目后续的快速落地注入硬核的产业力量，原本的创新链延伸到产业链，加快了高端医疗装备关键技术研发，将从医疗需求出发，瞄准高端医疗装备技术前沿，实现模式创

新，攻克行业共性难题，推动行业跨越式发展，并在服务医疗装备行业的过程中培养高端医疗装备复合人才。

"环上理"医疗器械产业带的蓝图正在徐徐展开，医工交叉的完整链条将逐步发展为特色鲜明、功能强大的产业供给体系，推动中国医疗器械不断走向高端化、精细化、品质化。

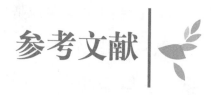

参考文献

1. 习近平：《省部级主要领导干部"学习习近平总书记重要讲话精神，迎接党的十九大"专题研讨班开班式讲话》，2019 年 7 月 26 日。

2. 习近平：《致首届中国国际智能产业博览会的贺信》，2018 年 8 月 23 日。

3. 习近平：《中央政治局集体学习，关注"实施国家大数据战略"话题》，2017 年 12 月 8 日。

4. 李克强：《致 2015 贵阳国际大数据产业博览会暨全球大数据时代贵阳峰会的贺信》，2015 年 5 月 17 日。

5. Lahelma，Eero. Health and Social Stratification *The New Blackwell Companion to Medical Sociology*，edited by W. C. Cockerham. Willey：Blackwell，2010.

6.《2015 年上海市 1% 人口抽样调查资料》，中国统计出版社 2015 年版。

7. 李培林：《社会蓝皮书：2020 年中国社会形势分析与预测》，社会科学文献出版社 2020 年版。

8. 刘慧侠：《转型期中国经济增长中的健康不平等研究》，中国经济出版社 2011 年版。

9. 刘民权、顾昕、王曲：《健康的价值与健康不平等》，中国人民大学出版社 2010 年版。

10. ［美］乔纳森·特纳：《社会学理论的结构》，华夏出版社 2001 年版，第 91—95 页。

11. 田艳芳：《健康对中国经济不平等的影响》，中央编译出版社 2015 年版。

12. 维拉格兹：《商业伦理：概念和案例》，北京大学出版社 2002 年版。

13. Anselin L，Kim Y W，Syabri I . Web-based analytical tools for the exploration of spatial data *Journal of Geographical Systems*，2004，6（2）：197—218.

14. Braveman，Paula. Health Disparities and Health Equity：Concepts and Measurement *Annual Review of Public Health*，2006，27.

15. Goto E，Ishikawa H，Nakayama K et al. Comprehensive Health Literacy and Health-Related Behaviors Within a General Japanese Population：Differences by Health Domains *Asia Pac J Public Health*，2018，30（8）.

16. Logan J R. Making a Place for Space：Spatial Thinking in Social Science *Annu Rev Sociol*，2012，38（1）.

17. Mushkin S J. Health as an Investment *Journal of Political Economy*，1962，70（5）：129—157.

18. *National Bureau of Statistics of China*. World Bank Development Indicators 2013 edition，2013.

19. Sen A. Why health equity? *Health Economics*，2002，11（8）：659—666.

20. 陈艳莉、宋学香、寇海燕等：《健康素养干预对养老机构老年人自我护理能力及身心健康的影响》，《中国慢性病预防与控制》2016 年第 1 期。

21. 陈跃辉、冉茂琴、徐凡凡等：《四川省居民健康教育服务供给与需求的定性研究》，《现代预防医学》2016 年第 9 期。

22. 邓曲恒：《中国城镇地区的健康不平等及其分解》，《中国社会科学院研究生院学报》2010 年第 5 期。

23. 冯显威：《医学社会学的演变与健康社会学的现状和发展前景》，《医学与社会》2010 年第 7 期。

24. 顾沈兵、潘新锋、胡亚飞等：《上海居民健康素养与"健康上海2030"》，《上海预防医学》2019 年第 1 期。

25. 顾沈兵、尹慧、丁园等：《将健康融入所有政策——概述与实践》，《健康教育与健康促进》2017 年第 1 期。

26. 郭清：《我国近十年来中医药发展状况与趋势分析》，《浙江中医药大学学报》2019 年第 10 期。

27. 胡吉、袁愈国、陈政等：《提升新生代农民工健康素养的现状及策略研究》，《经济师》2019 年第 10 期。

28. 胡亚飞、潘新锋、陈润洁等：《2008—2017 年上海市居民健康行为变化趋势分析》，《健康教育与健康促进》2018 年第 1 期。

29. 胡亚飞、潘新锋、吴贞颐等：《上海市居民健康行为监测指标体系构建》，《健康教育与健康促进》2018 年第 1 期。

30. 李丹琳、杨蓉、王锦等：《健康素养与中国青少年健康危险行为关系的 Meta 分析》，《中国健康教育》2019 年第 7 期。

31. 李莉、李英华、聂雪琼等：《2012 年中国居民健康素养监测中教师健康素养现状分析》，《中国健康教育》2015 年第 2 期。

32. 梁海祥：《双层劳动力市场下的居住隔离——以上海市居住分异实证研究为例》，《山东社会科学》2015 年第 8 期。

33. 梁君林：《西方健康社会学研究的发展》，《国外社会科学》2010 年第 6 期。

34. 刘玮、高永雯、陈静：《基于上海市家庭医生签约模式下居民健康素养影响因素的调查研究》，《健康大视野》2018 年第 10 期。

35. 聂雪琼、李英华、李莉：《2012 年中国居民健康素养监测数据统计分析方法》，《中国健康教育》2014 第 2 期。

36. 潘新锋、丁园、胡亚飞等：《2008—2015 年上海市 15～69 岁居民健康素养变化趋势及相关因素研究》，《上海预防医学》2016 年第 10 期。

37. 山珂、徐凌忠、盖若琰、王兴洲、于小龙、祁华金、崔伊萌、卢怡帆、徐融飞：《中国 2002—2011 年肺结核流行状况 GIS 空间分析》，《中国公共卫生》2014 年第 4 期。

38. 单雪晴、冯爱成：《微信健康教育模式对健康素养干预效果的评价》，《健康教育与健康促进》2016 第 2 期。

39. 石呈、黄永康、胡鸿宝等：《2016 年南京市工人健康素养现状分析》，《工业卫生与职业病》2017 年第 6 期。

40. 孙秀林、施润华：《社区差异与环境正义——基于上海市社区调查的研究》，《国家行政学院学报》2016 年第 6 期。

41. 王桂新、苏晓馨、文鸣：《城市外来人口居住条件对其健康影响之考察——以上海为例》，《人口研究》2011 年第 2 期。

42. 王强、赵月朝、屈卫东等：《1996—2006 年我国饮用水污染突发公共卫生事件分析》，《环境与健康杂志》2010 年第 4 期。

43. 吴孝雄：《多发性肝癌中医药治验体会》，《亚太传统医药》2019年第10期。

44. 吴孝雄、朱世杰、陈挺松：《原发性肝癌的中医宏观精准治疗路径》，《中医临床研究》2017年第30期。

45. 吴孝雄、朱世杰：《基于疗效创建原发性肝癌中草药数据库的研究》，《中国医药》2020年第6期。

46. 严丽萍、李英华、聂雪琼等：《2012年中国居民健康素养监测中公务员健康素养现状分析》，《中国健康教育》2015年第2期。

47. 姚宏文、石琦、李英华：《我国城乡居民健康素养现状及对策》，《人口研究》2016年第2期。

48. 袁程、魏晓敏、武晓宇等：《上海市民健康自我管理小组》，《上海预防医学》2016年第10期。

49. 赟静、任赟静、黄建始、马少俊等：《症状监测及其在应对突发公共卫生事件中的作用》，《中华预防医学杂志》2005年第1期。

50. 赵琴：《上海市农村地区家庭医生签约服务方式探讨》，《中国卫生产业》2017年第25期。

51. 郑震：《空间：一个社会学的概念》，《社会学研究》2010年第5期。

52. 庄润森、向月应、韩铁光等：《健康短信平台对公众健康素养的干预效果——基于深圳市健康素养快速评价系统的研究》，《中国社会医学杂志》2016年第5期。

53.《关于促进和规范健康医疗大数据应用发展的指导意见》，国务院办公厅，2016年6月24日。

54.《关于构建更加完善的要素市场化配置体制机制的意见》，中共中央、国务院，2020 年 3 月 30 日。

55. 突发公共卫生事件应急条例，http：//www.gov.cn/banshi/2005-08/02/
content_19152.htm。

56.《生产效益实现双增高，质量发展任重道远》，上海市统计局，2020
年 3 月 30 日。

57.《2019 年上海医药商业经济运行情况》，内部资料。

58.《2019 年医药产业运行情况分析》，内部资料。

59.《2019 上海市药品监督管理局年报》，内部资料。

60. 上海市统计年鉴（2019）。

61.《上海市主要卫生健康统计数据 2019》，内部资料。

图书在版编目(CIP)数据

健康上海绿皮书. 2020—2021/王玉梅,杨雄主编
. —上海:上海人民出版社,2021
ISBN 978 - 7 - 208 - 17117 - 6

Ⅰ.①健… Ⅱ.①王…②杨… Ⅲ.①医疗保健事业
-研究报告-上海- 2020 - 2021 Ⅳ.①R199.2

中国版本图书馆 CIP 数据核字(2021)第 088707 号

责任编辑 罗俊华
封面设计 夏 芳

健康上海绿皮书(2020—2021)
王玉梅 杨 雄 主编

出   版 上海人民出版社
         (200001 上海福建中路 193 号)
发   行 上海人民出版社发行中心
印   刷 上海商务联西印刷有限公司
开   本 787×1092 1/16
印   张 14
插   页 4
字   数 167,000
版   次 2021 年 6 月第 1 版
印   次 2021 年 6 月第 1 次印刷
ISBN 978 - 7 - 208 - 17117 - 6/R·68
定   价 68.00 元